**Necesitas ayuda experta:** «Cuando una parte de tu cuerpo empieza a fallar, puede parecer que ocurre de la nada, casi espontáneamente. Si decides investigar y tratar de entender qué es lo que causó esta falla vas a necesitar de ayuda experta. He visto a muchos de mis pacientes beneficiarse del sistema que Geoff detalla en su libro El Manual del Mecánico Corporal. A medida que vas armando el rompecabezas de tu salud, necesitarás de un buen equipo; estoy feliz de contar con Geoff Dakin en el mío. Este libro puede ponerlo en el tuyo también».

—DR. JEFFREY SCHOLTEN BSC DC DCCJP. Presidente del Consejo de la Asociación Internacional de Quiroprácticos del Cuidado de las Cervicales Superiores.

*Director Clínico, The Vital Posture™ Clinic. Calgary AB Canadá*

**Hice todos los ejercicios diariamente:** «Después de seis meses con dolor en la espalda baja le envié un correo electrónico a Geoff Dakin. Necesitaba ayuda, pero no sabía por dónde empezar. Una vez que Geoff escuchó mi descripción de los síntomas me envió una versión personalizada de sus ejercicios. Fue increíble que él supo qué ejercicios sugerir sin haberme visto en persona. A pesar de que no fue fácil al inicio, hice los ejercicios diariamente. ¡En un par de semanas mi dolor había mejorado inmensamente! Ahora puedo agacharme libremente, hacer mis deberes diarios y dormir sin dolor. No hay palabras para agradecer a Geoff por su gran ayuda. Que Dios lo bendiga por siempre».

—PAULINE KARIMI. Nairobi Kenya

***The Alignment First Protocol*** © **se ha vuelto un estilo de vida:** «Por 11 años sufrí de dolor muscular y nervioso, intenté cualquier variedad de terapias y medicamentos, y se me dijo que ahora, esa era mi vida. Así es como pasé mis años 40. Ahora, tres años después de haber conocido a Geoff Dakin, vivo completamente sin dolor y he recobrado la fuerza en mi pierna izquierda. *The Alignment First Protocol* © es más que solo un tratamiento, se ha convertido en un estilo de vida para mi esposo y para mí. A sus 59 años, no solo se puede tocar los dedos de los pies por primera vez desde la adolescencia, sino que ahora su doctor dice que está más alto que antes».

—SUSAN SEUFERT. Calgary AB Canadá

**Los ejercicios de *The Alignment First Protocol* © cambiaron mi vida:** «Luego de sufrir una lesión hace más de 20 años, muchos expertos médicos me dijeron que mi condición de dolor crónico dictaba un futuro con terapias y cuidados médicos que podrían requerir, incluso, cirugía. Después de una multitud de fisioterapeutas, acupunturistas, masajistas terapéuticos, quiroprácticos y doctores que no pudieron ayudarme, me topé con Geoff Dakin. Los ejercicios de *The Alignment First Protocol* © cambiaron mi vida. Después de la sesión inicial pude dormir toda la noche por primera vez en años. Sabía que había esperanza. Los ejercicios son sencillos, progresivos y se enfocan en las necesidades de mi cuerpo. Dos años después de completar el protocolo sigo libre de dolor y sin temor de volver a sentirlo».

—PAULINE WAGENAAR. Calgary AB Canadá

*Alineación Primero...* **Es un sistema increíble:** «Tuve un accidente muy grave de un automóvil contra una bicicleta quedando inmóvil por tres meses. La mitad de mi cuerpo trabajaba horas extra para compensar la debilidad de mi otra mitad. A pesar de haberme fracturado la cadera izquierda, durante un tiempo mi rodilla derecha me dolía más por el uso incorrecto y extra que le daba. Mientras estaba de vacaciones en Canadá, tuve una consulta con Geoff en su clínica. Me sentí muy bien después de los estiramientos y manipulaciones que me hizo, tiene manos mágicas, pero fue en realidad su Protocolo de la Alineación Primero © que me llevé conmigo lo que me proporcionó un alivio duradero. Es un sistema increíble que yo recomendaría a cualquiera».

—DR. BRIAN NEWELL MD. Cleveland Ohio USA

**Agradecido por mi calidad de vida restaurada:** «Permanecí postrado en cama por casi dos años después de un accidente automovilístico muy grave. Sufría de dolor constante y pasé muchos años caminando con un bastón. Fuí remitido a Geoff en México, pero como ya había visto a más de 45 médicos expertos, estaba bastante escéptico. Terminé extendiendo mi estadía en México gracias al alivio que el sistema de Geoff me estaba dando. Regresé a Cabo, México dos veces más el siguiente año y medio para verlo. Siempre estaré agradecido por la calidad de vida que Geoff me restauró con su trabajo, cuidado y dedicación».

—AARON MORI. Vernon BC Canadá

**No me había sentido así de bien en años:** «Después de lo que parecía una interminable serie de lesiones menores, me preocupaba no poder disfrutar el resto de mi vida sin dolor. Al enfocarme en los problemas de postura y alineación que estaban causando mis lesiones, Geoff pudo, literalmente, enderezarme; no me había sentido así de bien en años».

—MARK THOMPSON. Victoria BC Canadá

**Todos reportaron una gran mejoría:** «Fui una de las primeras artroscopias de cadera en el Hospital de Cirugía Especializada de Nueva York y había trabajado con un incontable número de fisioterapeutas. Geoff descubrió problemas de postura que ningún otro profesional de la salud había notado y me recomendó ejercicios correctivos que me regresaron a mi régimen físico rápidamente y sin incomodidades. No he vuelto a tener dolor en todos estos años desde que hice mi terapia con Geoff. He enviado a muchos clientes que padecen de dolor crónico con Geoff y todos han reportado una gran mejoría».

—NICOLE MONTGOMERY. San José del Cabo BCS México

**Claro. Eficaz. Empoderador:** «He padecido dolor de espalda crónico y debilitante por más de tres décadas. Incluso en años recientes no tenía la movilidad necesaria para las actividades cotidianas diarias. Mis actividades y mi movilidad se vieron cada vez más limitadas y mi única esperanza era aguantarme y lidiar con las consecuencias valiéndome de medicamentos y reposo. Todo eso hasta que el doctor Gordon Hasick me remitió con Geoff Dakin. La evaluación de Geoff reveló desequilibrios y desalineaciones en todo el cuerpo. Así que comenzamos a enmendar esos 30 años de disfunciones. Los métodos de Geoff son claros, sorprendentemente efectivos en su simplicidad y con resultados increíblemente fortalecedores. Los ejercicios sencillos encontrados en El Manual del Mecánico Corporal, realizados a conciencia, han literalmente, alterado el curso de mi vida. El dolor de espalda es ahora un recuerdo lejano. Ya no dudo en participar en actividades, viejas y nuevas. Antes no podía agacharme para recoger un objeto pequeño, mientras que ahora soy capaz de levantar más de mi propio peso. Es un regalo muy preciado poder aprovechar la vida y retarme a mí misma físicamente sin temor alguno. Hoy, gracias a Geoff, ¡el cielo es el límite!»

—CATHERINE MUIRHEAD. Calgary AB Canadá

**Estoy agradecido:** «He trabajado por años como conductor de camiones de distancias largas, pasando muchas horas del día sentado al volante de un camión grande. Mi salud se ha visto afectada debido a la falta de ejercicio y al continuo estrés en mi cuerpo. ¡No tengo palabras para expresarle mi agradecimiento a Geoff! Gracias a su Protocolo de la Alineación Primero, no me había sentido tan cerca de estar libre de dolor y disfrutar de una flexibilidad de movimiento que no había tenido en años. No podría estar más feliz. ¡Gracias, Geoff!»

—BRUCE SINCLAIR. Calgary AB Canadá

**La ruta para quienes sufren de dolor de espalda baja:** «Regularmente colaboro con Geoff en casos complejos y he visto desde dolor crónico de cadera y espalda baja hasta problemas de pie y rodilla resolverse en pacientes que han seguido este protocolo. El Manual del Mecánico Corporal es una ruta confiable para quienes sufren de dolor de espalda baja y que buscan rescatar su salud y bienestar».

—DR. JORDAN AUSMUS DC. Calgary AB Canadá

**Los estiramientos diarios mantienen los problemas a raya:** «Habia estado padeciendo dolor crónico de cadera por años y había visto una infinidad de terapeutas y médicos de prestigio. Nadie me habia podido brindar una solución duradera, mi dolor regresaba siempre al mismo nivel. Durante la primera sesión con Geoff Dakin, él identificó el problema de desalineación en mi cuerpo, me ayudó a alinear mi pelvis y me dió unos cuantos estiramientos diarios que parece que mantienen el problema a raya. Estoy sumamente agradecida, ya que comenzaba a sentir que iba a tener intenso tendría dolor de cadera por el resto de mi vida. Otro resultado favorecedor es que mi *swing* de golf, que pensé había perdido, regresó y ¡se siente genial!»

— KATHY STANKIEVECH. Calgary AB Canadá

**Una mejora en el dolor:** «La terapia de ejercicios de Geoff Dakin es excelente. Muchos de mis pacientes regresan de su clínica con mejoras en su dolor, mientras que en otros lugares no habían sido capaces de lograr los mismos resultados».

—DR. MIKE ORTH MD. Edmonton AB Canadá

*Alineación Primero* **me funcionó:** «Me lastimé durante un entrenamiento de danza y el dolor era abrumador. Vi a muchos y distintos doctores y terapeutas, pero después de siete meses seguía necesitando de una silla de ruedas para moverme debido al dolor. nadie de los que ví supo cómo ayudarme o por dónde empezar. Después de la primera sesión con Geoff no volví a necesitar de la silla de ruedas para ir a mis consultas con él. En tan solo tres meses ya no tenía dolor. Los ejercicios de *The Alignment First Protocol* © me funcionaron».

—RACHEL KRISA. Calgary AB Canadá

# EL
# MANUAL
## DEL MECANICO
## CORPORAL

# EL MANUAL DEL MECANICO CORPORAL

Por Qué Tienes Dolor de Espalda Baja
y Cómo Eliminarlo en Casa

**Segunda Edición**

# GEOFF DAKIN

Vitruvian Publishing
Calgary

**EL Manual del Mecánico Corporal**
**Derechos reservados © 2018 por Geoff Dakin.**
Primera publicación en 2016 por Vitruvian Publishing.
Segunda publicación en 2018 por Vitruvian Publishing.
Segunda edición editada por George Roberts.
Traducción al español por Almendra Vega Duarte

ISBN: 978-0-9951826-3-9
Impreso en los Estados Unidos de América.

Este libro es para fines educativos. Ni el publicista ni el autor de este libro instruccional son en absoluto responsables por cualquier efecto adverso que surja directa o indirectamente como resultado de la información provista en el mismo. Si no se realiza lentamente y con la debida atención y cuidado, el ejercicio puede ser peligroso para usted y para los demás. Es importante consultar a su médico de confianza antes de iniciar cualquier programa nuevo y demandante de entrenamiento físico.

Le dedico este libro a los miles de pacientes que me
han confiado su salud y bienestar físico al permitirme
practicar y mejorar mi oficio. También se lo dedico a los
miles más que utilizarán este libro para mejorar sus vidas.
A pesar de que tal vez nunca nos conozcamos en persona,
compartiremos historias de bienestar renovado, de alivio
del dolor y de una mucha mejor calidad de vida.

# Tabla de contenido

# Una Nota del Autor

Una parte importante de mi corazón siempre pertenecerá a México.

Viví en Los Cabos, Baja California Sur, México diez años inolvidables. Fue allí donde nació mi hijo, Jack. Allí construí un hogar y una práctica profesional. Y fué allí donde me enamoré profundamente—no solo del país, sino de su gente, su cultura y su espíritu.

Mi esposa, Claudia, es mexicana. Su calidez, fortaleza y orgullo por sus raíces han moldeado la historia de nuestra familia. Y con el paso de los años, mi conexión con México no ha hecho más que crecer. Gran parte de quien soy hoy se lo debo a la vida que viví allí.

Por eso, esta edición en español de *The Body Mechanic's Handbook* es mucho más que una simple traducción. Es un agradecimiento. Un homenaje. Y, lo más importante, un puente.

El Protocolo de la Alineación Primero (AFP) es un sistema que ha cambiado la vida de muchas personas al abordar las verdaderas causas del dolor de espalda—por medio de la postura, la alineación y estrategias de movimiento simples y prácticas. Creo firmemente que esta información es demasiado valiosa como para estar limitada por el idioma o las fronteras. Todos merecen acceso a herramientas que les ayuden a moverse, sentirse y vivir mejor, sin dolor innecesario.

Este libro es para el pueblo de México, para los hispanohablantes de todo el mundo y para cualquiera que esté listo para recuperar su salud con conocimiento, claridad y compromiso.

Gracias por permitirme compartir lo que he aprendido. Y gracias, México, por ser una parte tan importante de mi camino.

Con cariño,
GEOFF DAKIN

# Prólogo

La práctica de la medicina se transformó en 1828. Ese año se abrió la primera escuela dental en Ohio. Dicha escuela convirtió la odontología en una rama del sistema de salud completamente independiente y ayudó a lanzar el proceso de especialización médica que continúa hasta el día de hoy. Tal y como lo explica George Weisz, autor y profesor de la Universidad de McGill, la especialización funciona porque permite «lograr una mayor perfección al concentrarnos en un solo campo».

Pero como parte del proceso de división del cuerpo en sus campos de especialización a veces perdemos de vista el hecho de que el cuerpo es una máquina interactiva y completa. Todas las partes están interconectadas y no solamente trabajan juntas, sino que dependen una de la otra.

Veo esta interconexión, todos los días, como dentista encargado de aliviar el dolor crónico en los pacientes. Mi trabajo es atender sus dientes y cómo funcionan, pero mi diagnóstico y cuidado va más allá de sus mandíbulas. Estoy plenamente consciente de cómo la mordida de un paciente puede afectar su postura, y de cómo ésta, a su vez, afecta su mordida.

Por ende, fué de gran agrado para mí descubrir que Geoff Dakin practica el mismo tipo de método de «presión integral del cuerpo» en la atención médica que el doctor Jeff Scholten, quiropráctico de NUCCA, y yo practicamos con nuestros pacientes. Ahora los tres colaboramos en nombre de los casos clínicos compartidos, pues estamos comprometidos en optimizar la atención al paciente y, lo que es más importante, los resultados del paciente.

La filosofía de nuestros métodos está bien representada, sencillamente explicada y sensatamente demostrada, si no es que comprobada, en el libro *El Manual del Mecánico Corporal* de Geoff Dakin. En términos comunes, él ayuda a sus lectores a entender cómo todas las partes del cuerpo influencian el equilibrio estructural; cómo el estrés y el desgaste estructural provocan fatiga muscular, espasmos musculares, dolor de tendones y ligamentos, y un sinnúmero de otros tipos de dolor. Luego, Geoff le ofrece al lector una alternativa al modo tradicional que se enfoca en los síntomas con su alivio temporal y localizado y sus intervenciones farmacológicas.

¿Por qué solo tratar los síntomas de un problema cuando el conocimiento estructural nos puede guiar hacia las causas responsables del mismo? ¿Por qué no mejor aprender a utilizar estiramientos y ejercicios simples que te alejen de dicho problema, sin dolor, y te regresen la libertad de disfrutar tu vida?

Esto es lo que te da el libro *El Manual del Mecánico Corporal* ©, el poder de cambiar tu vida.

Dr. Curtis Westersund,
*Calgary, Alberta*
Dentalife.com

# Introducción

«Escribí este libro para enseñarte a utilizar El Protocolo de la Alineación Primero, y con ello dejar atrás tu *dolor de espalda baja. Y que nunca vuelvan».*
**–GEOFF DAKIN**

La mayoría de los norteamericanos sufren de dolor de espalda. Algunas estimaciones sugieren que el 80 por ciento de nosotros ha experimentado algún tipo de ese malestar. Sin embargo, a pesar de los miles de millones de dólares dedicados a la investigación y el tratamiento de estos problemas, el número de pacientes parece ir en aumento. ¿Cómo es esto posible?

Bueno, si tú eres como los otros millones de víctimas del dolor de espalda seguramente has intentado el masaje, la terapia física y/o la atención quiropráctica. Supongo que has experimentado un alivio temporal, pero no duradero pues ahora estás leyendo este libro sobre «el dolor de espalda».

Supongo entonces que te sigue doliendo la espalda baja, que el dolor probablemente va y viene, y cuando llega, cuando te arrebata la alegría de tu día a día, ya no quieres moverte, o caminar, o sentarte, o si puedes sentarte, no quieres pararte.

El dolor de espalda es perverso, permeante, llega sin avisar, y a pesar de poder irse de la nada, por lo general no lo hace tan pronto como quisiéramos y, lo que es peor, no lo hace de manera definitiva. Así que te ves forzado a buscar alivio, como sea que puedas conseguirlo.

Esa búsqueda puede ser desalentadora, lo sé. Varios expertos de la salud te contarán diferentes historias. Son profesionales experimentados y capaces, bien intencionados. Pero todos tienen su propio enfoque para el dolor de espalda, y cada uno cuenta una historia distinta. Entonces, ¿A quién creerle? ¿Cómo no frustrarse y desilusionarse? Yo lo estaría, de estar en tus zapatos.

**Si lo que has leído hasta ahora te toca fibras sensibles,** si te suena similar a lo que has vivido, no me sorprendería escuchar que tu estrategia terapéutica actual incluye desinflamatorios y medicamentos para aliviar el dolor. Desafortunadamente, prescribir medicamentos para el dolor de espalda baja no funciona. Es como poner un parche sobre la luz de alerta del motor de tu carro. Necesita servicio, no se va a arreglar solo. Hay que hacer lo correcto; tienes que llevarlo a un mecánico.

El dolor se parece mucho a esa luz de alerta del motor. Es la manera que tiene el cuerpo de avisar que algo anda mal, que algo necesita atenderse. Ignorar esta alerta, intentar cubrirla con medicamentos, es simplemente una mala idea. Estarías poniéndole un parche a algo que necesita mucho más de ti.

Tu mejor apuesta es tratar al dolor de espalda baja como lo que es: una señal importante que tiene que ser debidamente atendida. Y es de esto de lo que se trata este libro, proporciona un protocolo que tu puedas usar para aliviar, sino es que erradicar, apropiadamente, esta señal de alarma tan dolorosa.

¿Cómo sé que funciona? Desde 1989 he trabajado con miles de pacientes, y la mayoría me ha contado algo similar a esta historia: «He tenido dolor de espalda por varios años. Los rayos x no han revelado un problema estructural evidente. He visto a varios terapeutas y doctores, pero nadie parece saber por qué padezco este dolor».

Invariablemente, cuando evalúo las posturas de mis pacientes, encuentro que sus pelvis están desalineadas. Un lado de la pelvis o está mucho más arriba o más hacia adelante que el otro lado. Para mí es obvio: si la pelvis está considerablemente desalineada, la espalda baja va a irritarse y a quejarse.

Después de todo, la pelvis es el punto crucial del cuerpo, funciona como la base de la parte superior del cuerpo. Y como las articulaciones de la cadera están en la pelvis, es también, viéndolo de arriba hacia abajo, la base de nuestro cuerpo inferior.

Así que nos preguntamos: ¿cómo puede cualquier tratamiento, aplicado directamente en nuestra espalda, eliminar el problema y hacer que ya no vuelva? ¿Cómo puede pasar eso cuando la raíz del problema es el desequilibrio en la alineación de la pelvis? Estoy de acuerdo que algunos tratamientos que están fuera de lugar pueden calmar los síntomas temporalmente. Pero es a lo más que puedes aspirar, porque las mejores técnicas del mundo aplicadas en el lugar incorrecto no tienen posibilidad de éxito en el largo plazo. Simplemente no van a ser efectivas.

**Aquí está el por qué. El estudio científico del dolor** identifica tres componentes de este; la parte biológica, la parte psicológica y la parte emocional. En este libro hablaremos sobre las partes psicológicas y emocionales, pero mi enfoque está en eliminar las causas biológicas del dolor de espalda baja.

Con esto me refiero a que la mayor parte de nuestra incomodidad es causada porque nuestras principales articulaciones que soportan peso (tobillos, rodillas y caderas) están desalineadas. La desalineación crea inestabilidad, algo que nuestro cuerpo no tolera, y que por ende trata de compensar. Esto genera espasmos musculares e induce posturas de protección o autodefensa. Es nuestro cuerpo tratando de aumentar la estabilidad. Pero los músculos, comprometidos en este proceso, solo pueden lidiar con esta carga extra por un rato y luego se cansan. Cuando esto ocurre, el cuerpo tiene que crear compensaciones musculares adicionales; estas compensaciones – o contrapesos, por decirlo de alguna forma - eventualmente se vuelven dolorosas.

El dolor puede ser leve, moderado o severo. Puede tomar horas, días o años antes de que tu cuerpo esté lo suficientemente afectado como para que te des cuenta. Y a pesar de que este proceso es muy común, cada uno lo vive de diferente manera.

En un mundo ideal tu espalda estaría mucho mejor si tuvieras una postura perfectamente neutra. Pero eso requeriría de un medio ambiente en el que tu cuerpo solo tuviera que responder demandas físicas perfectamente equilibradas un cien por ciento del tiempo. Eso no es lo que pasa.

Lo que si pasa es lo siguiente: la forma, postura y organización de nuestra columna vertebral, costillas y pelvis va modificándose en respuesta a la constante actividad muscular. Así que, aunque de niños desarrollamos una estructura corporal perfectamente alineada, nuestros estilos de vida activos nos brindan muchas oportunidades para que accidentalmente desalinearlo. Y si a esto le agregamos los comportamientos sedentarios que vamos adoptando a medida que maduramos, los desbalances son inevitables al pasar el tiempo.

El resultado es una alineación asimétrica. De hecho, la desalineación del esqueleto se ha vuelto tan común que tiende a aceptársele como norma. Esa aceptación es el problema clave con la mayoría de los enfoques para el tratamiento del dolor de espalda baja; aceptar el desajuste, o desbalance, como la norma. Al aceptar que la desalineación es normal, al ignorar las causas y, en efecto, esconder a plena vista la pieza clave en el rompecabezas del dolor, a muchos de mis bien intencionados colegas se les escapa lo obvio: la causa raíz del dolor.

**Esto es lo que pasa cuando se ignora la alineación.** En el 2013, en una de nuestras juntas clínicas semanales, escuché sobre una bailarina lastimada; una adolescente que, durante un entrenamiento de danza, colapsó debido a un dolor agudo en la cadera derecha. El dolor era tan severo que no podía caminar o incluso estar parada cómodamente. En efecto, se pasaba la mayor parte del día en una silla de ruedas, y a pesar de estar atendida por un equipo de especialistas médicos en un hospital local, sus síntomas empeoraban en lugar de mejorar.

Mientras escuchaba los detalles de este caso, recordé algo que uno de mis primeros mentores, Paul St. John, me dijo hace algunos años. Él describió, el único tipo de desalineación postural, según su conocimiento, que podría causar que alguien necesitara una silla de ruedas. En ese caso, un lado de la pelvis estaría prominentemente inclinado hacia adelante, mientras que el otro lado de la pelvis estaría prominentemente inclinado hacia atrás.

En más de veinte años de ejercer mi profesión nunca había sido testigo de esta condición. Había visto miles de casos de un inclinamiento excesivo pélvico anterior o posterior, donde los dos lados de la pelvis se mueven al unísono, o de manera unilateral, donde solo un lado está desalineado; ¡pero que ambos lados de la pelvis se inclinen excesivamente en sentidos opuestos! Eso no es nada común de ver.

Compartí la historia de este caso con mis colegas y un par de semanas después conocí a Rachel, la bailarina. Habían pasado siete meses desde que se había lastimado y seguía en silla de ruedas. El dolor en su cadera derecha no cesaba desde el primer día. Además, ahora sufría de dolores en espalda, cuello y hombros.

Imaginen mi sorpresa cuando, durante mi evaluación inicial, descubrí que ella tenía una versión extrema del desalineamiento pélvico que mi mentor había descrito muchos años antes.

En su primera sesión pudimos normalizar la posición de su pelvis con éxito considerable. En la segunda sesión, dos semanas después, no necesitó de su silla de ruedas para llegar, solo de muletas y su mejora era ya significativa. En la cuarta sesión Rachel salió con las muletas debajo del brazo. Después de ocho sesiones a lo largo de tres meses ya no sentía más dolor.

Comparto este caso contigo para subrayar la moraleja de esta historia, que es la siguiente: Varios expertos reconocidos de la salud habían trabajado con Rachel pero no habían logrado tener éxito porque la evaluación de la posición pélvica no era parte de sus procedimientos. Desde sus perspectivas, las pelvis torcidas (chuecas) no eran posibles, ni siquiera importantes, por lo que sus diagnósticos ignoraron la alineación, pieza clave en el rompecabezas del dolor.

Esta falta de consideración por la alineación me sigue pareciendo inquietante porque, por consenso, el cuerpo funciona mejor y de manera más cómoda cuando las principales articulaciones que sostienen peso están debidamente alineadas; la circulación es mejor, el tono muscular mejora también, y es literalmente mucho más fácil mantenerse erguido en contra de la fuerza de gravedad.

Cuando nuestras articulaciones están desalineadas por lo general se debe a un desbalance entre la longitud y tono de nuestros músculos y otros tejidos blandos. Estas posturas incómodas desafían nuestra habilidad para activar adecuadamente los músculos del área en cuestión. Esta capacidad, o incapacidad, para controlar los músculos de manera coordinada se llama control motor. Cuando está fuera de control, generamos patrones de movimiento que son disfuncionales. Si se vuelven habituales y auto perpetuados nos van a generar problemas de dolor crónico, los cuales pueden, incluso, persistir por décadas.

He aquí la cuestión: casi todas las causas comunes del dolor de espalda baja tienen que ver con esta "falta de control" que te acabo de describir. Todas incluyen desbalances musculares, articulaciones desalineadas y un control motor disfuncional. Sé que suena complicado y, francamente, algunas veces lo es. Pero también hay buenas noticias; la mayoría de estos problemas son identificables, prevenibles y corregibles.

**Entender la situación de tu dolor es una cosa.** Ese es tu primer paso hacia la solución de tu incomodidad. La otra cosa que hay que entender es, que para poder mitigar y/o erradicar el dolor tienes que tomar las acciones apropiadas. Tienes que estar preparado para invertir el tiempo y el esfuerzo requeridos para entrenar tu cuerpo a volverse sano y feliz, otra vez.

Para lograr esto necesitas un programa de mantenimiento, un ritual diario que le recuerde a tu cuerpo cómo organizarse de la mejor manera. Por este motivo, desarrollé *The Alignment First Protocol* © (El Protocolo de la Alineación Primero©, AFP por sus siglas en inglés), un sistema estructurado de ejercicios correctivos de autotratamiento que puedes hacer en la comodidad de tu casa. Este protocolo te lleva por una serie de pasos diseñados para educar a tu cuerpo a, que poco a poco vaya dejando las malas posturas que te causan dolor de espalda crónico, y para que le sea aún más fácil a tu cuerpo estar más erguido, con más movilidad y más cómodo. La práctica diaria de los ejercicios del protocolo hace que todo esto sea posible.

Ten en cuenta que no tienes que lograr una postura perfectamente neutra. No es una panacea, ni un requisito para una espalda libre de dolor. Sin embargo, esforzarnos sistemáticamente por esa postura ideal, es seguir el camino comprobado en mejorar las funciones y la comodidad del cuerpo.

Obviamente, el protocolo es un proceso; y aunque algunas personas experimentan cambios drásticos rápidamente, otros se ven forzados a desarrollar su capacidad de paciencia a lo largo del proceso. Somos todos tan diferentes que no es sorpresa que la experiencia sea única para cada uno.

Lo que sí es común para todos, sin embargo, es el proceso de aprendizaje corporal del protocolo. Está diseñado para que le dediques más tiempo a los ejercicios que son apropiados a tu situación particular, y menos tiempo a los ejercicios que tu cuerpo ya puede realizar con facilidad. Es un programa auto personalizable que te ayuda a desarrollar una rutina diaria óptima para ti y para tu espalda.

**Por eso le puse a este libro *El Manual del Mecánico Corporal*.** Mucha gente asume que escogí este título porque hablo de la mecánica del cuerpo; pero el hecho es, que el título se refiere más bien a una persona: tú. Quiero que te conviertas en tu propio mecánico corporal, después de todo, sabes tan bien como yo que debemos de darle mantenimiento regular a nuestros cuerpos. El protocolo está diseñado justo para eso. Tómalo como el manual de un operador. Te proporciona el tipo de información que necesitas para entender tus problemas de espalda baja, y después refuerza tu comprensión con pasos prácticos que puedes hacer, para que te conviertas en tu propio mecánico corporal.

Recomiendo este enfoque en lugar de seguir los pasos de quienes manejan su salud articulatoria a través de medicamentos y cirugía. La ruta del mecánico corporal es, por mucho, la mejor opción. No es invasiva, no es química, es simplemente el cuerpo trabajando en armonía consigo mismo. Y aunque nadie puede prometerte que nunca vas a necesitar de ayuda quirúrgica, sé que vas a lograr más con *El Protocolo de la Alineación Primero* de lo que puedes imaginarte.

No esperes «hasta que el agua te llegue al cuello». El momento para empezar a cuidar de tus músculos y articulaciones es ahora. De hecho, si cuidas de la salud mecánica de tu cuerpo apropiadamente, ayudarás a tus articulaciones a durar toda la vida. Así que sigue leyendo y permíteme mostrarte lo fácil que es convertirte en tu propio, y muy capaz mecánico corporal.

**Es momento de la advertencia médica obligatoria.** *Primum non nocere* es una frase en latín que se traduce como «primero, no hagas daño». Por favor, consulta con tu médico antes de empezar cualquier programa basado en ejercicios. *El Protocolo de la Alineación Primero©* no requiere una demanda muy grande para tu sistema cardiovascular, pero si tu salud está comprometida, al grado de estar bajo supervisión médica rigurosa, por favor habla con él/ella sobre este programa antes de empezar.

También quiero enfatizar que si padeces de dolor de espalda crónico y debilitante está perfectamente bien que busques la opinión de un profesional de la salud especializado en la eliminación de los problemas de dolor relacionados con la alineación corporal. La exactitud y precisión de la evaluación y el tratamiento que te brinde dicho profesionista no puede sustituirse por un manual hágalo-usted-mismo.

Si estás explorando el mundo cibernético del autocuidado y ejercicios correctivos, te suplico que vayas con cuidado. Francamente, cuando veo videos en YouTube sobre el dolor de espalda baja, por lo general me parecen preocupantes. Hay una gran cantidad de información, pero por cada fuente válida de información, como la del Dr. Evan Osar DC o del Dr. Kelly Starrett PT, hay muchas más fuentes de dudosa procedencia. Algunos de estos videos explicativos y *blogs* están poniendo a la gente en peligro.

Por ejemplo, si estás sufriendo de dolor debido a una espalda baja hiperextendida, es improbable que encuentres alivio con programas que se enfoquen en sobrecargar tu espalda baja con extensión. Es como agregarle leña al fuego. Por el contrario, si batallas con falta de extensión en la espalda baja, es probable que un programa basado en ejercicios abdominales que fortalezcan tu torso empeore tu problema, en lugar de mejorarlo. Pero dejemos ya de hablar de lo que no funciona.

**Hablemos de lo que sí funciona: El Protocolo de la Alineación Primero.** Si ya buscaste ayuda profesional para atender tu dolor y no has tenido éxito, quizás este libro es para ti. Aunque es poco probable que el protocolo te dé resultados milagrosos de la noche a la mañana, puede que sí. Incluso si no es ese el caso, las mejoras que harás en alineación postural, movilidad, fuerza y comodidad se irán acumulando y se estabilizarán con la práctica. En efecto, la gran mayoría de la gente que se compromete con este proceso lo encuentra satisfactorio, empoderador y mitigante del dolor.

Si todo esto te parece algo que te gustaría experimentar, entonces comencemos.

**Nombres Importantes.** En este libro reconozco a los pioneros, gurús y mentores que me inspiraron a desarrollar el protocolo para aliviar el dolor crónico de espalda baja. Si lees acerca de estos respetados profesionales, y sus terapias, te darás cuenta cómo han fomentado el concepto de alineación estructural para mejorar nuestra calidad de vida.

**Narraciones.** Comparto varias historias de clientes como ejemplos anecdóticos. Mi intención es ayudarte a ver lo que quiero que entiendas sobre cómo puedes aliviar el dolor en tu espalda baja. Estas historias no son tan detalladas como lo serían los casos de estudio; sin embargo, espero que puedan ayudar a crear una correlación de entendimiento entre tus experiencias y las de mis clientes.

**RECUERDA:**

La buena noticia es que la mayoría de estos problemas son identificables, prevenibles y corregibles.

# CAPÍTULO 1

# Puedes Hacerlo

«La fuerza más grande en el cuerpo humano es su *impulso natural por sanarse a sí mismo – pero esa fuerza no es independiente del sistema de creencias. Todo empieza con creerlo. Lo que creemos es la opción más poderosa de todas».*
**—NORMAN COUSINS**

Escogí esta cita porque creer —tanto en uno mismo como en los beneficios terapéuticos del ejercicio leve— es pieza clave para la reducción y eliminación del dolor de espalda baja. Y sí, estoy consciente, de que rondo los límites de la credibilidad cada vez que le aseguro a quienes viven con dolor crónico que un futuro libre del mismo es una posibilidad real para ellos. Pero nada de esto son «habladurías», como diría mi hijo. Incluso si has estado sufriendo por años es muy probable que puedas recuperar el control de tus problemas dolorosos de espalda baja.

En los siguientes capítulos te voy a pedir que te veas a ti mismo, a, tu dolor y a tu cuerpo, desde una perspectiva distinta a la que ya estás acostumbrado. Para iniciar esta transición necesitas abrir tu mente a la idea de que es posible eliminar el dolor de espalda baja desde la comodidad de tu propia casa. Necesitas aceptar que tú también puedes tener la experiencia de sentir alivio, tal y como mi paciente Pauline lo hizo.

Pauline y yo nunca nos hemos visto en persona, pero la apadriné cuando era niña, en Kenia. Años después ella me encontró en Facebook y nos mantuvimos en contacto. Luego en 2015 me envió un mensaje pidiendo ayuda con un dolor de espalda del que estaba padeciendo en ese entonces. Le pedí que me describiera sus síntomas y cómo se fueron presentando. Después de revisarlos le envié una rutina de ejercicios de *El Protocolo de la Alineación Primero©*. Tal y como lo supuse, en un par de semanas dejó de sentir dolor.

La historia de Pauline es un muy buen ejemplo de cómo este Protocolo puede servir como terapia en si misma para resolver los problemas de dolor de espalda sin hacer una evaluación en persona. El alivio que el Protocolo le proporcionó va en contra de la sabiduría convencional que continúa intentando atender solo donde se encuentra el dolor – la espalda baja – aún cuando estas terapias mal dirigidas usualmente no funcionan.

Como mencioné en la Introducción, muchos de los miles de millones de dólares invertidos en problemas de espalda están erróneamente dirigidos hacia asistencia médica inapropiada. Muchas terapias fallan porque se empeñan en remediar los síntomas, no se dirigen al problema, y muy a menudo el problema es desalineación.

Es razonable: una estructura corporal incorrectamente organizada necesita corregirse. Al ignorar este hecho desperdiciamos tiempo y esfuerzo en tratamientos que tienen poca o casi nula posibilidad de funcionar. Ninguna cantidad de terapia aplicada a tu espalda baja, puede eliminar tu dolor si existen problemas grandes de alineación ósea en los huesos de las caderas y/o pelvis. Es sentido común; si tus tobillos, rodillas y caderas están desalineadas hay que ponerlas en orden.

Y esto aplica para todos, jóvenes o viejos. Ya antes te conté la historia de Pauline. Ella es más joven que la mayoría de los pacientes que atiendo en mi clínica. Muchos de ellos han lidiado con problemas de espalda por varios años, otros han estado buscando una solución y sufriendo por décadas; sin embargo, una vez que, como Pauline, entienden las causas comunes del dolor de espalda baja, se vuelve fácil decidir cómo y por dónde iniciar. Cuando se dan cuenta que su problema es la asimetría, entienden que hay que resolverla.

A la gente le parece gracioso cuando les digo que la asimetría se parece al alcohol; tu cuerpo puede tolerar un poco sin problemas, pero en grandes cantidades desestabiliza y debilita. Y aunque una alineación perfecta es una meta un tanto irreal para la mayoría de nosotros, hay algo de magia en intentar lograrla. No importa mucho si tu estructura ósea te lo permite o no; pequeñas desviaciones del ideal teórico no son las fuentes de tensión que causan dolor de espalda crónico. Son las desviaciones más grandes las que nos hacen daño.

¿Cómo determinar cuál es cuál? No necesitas un aparato de medición computarizado para detectar las asimetrías de las que hablo; son bastante fáciles de detectar cuando sabes lo que estas buscando. Incluso, algunas son lo suficientemente grandes como para que cualquiera que observe desinteresadamente las puedan identificar. ¿Tienes un hombro visiblemente más alto que el otro? ¿Una de tus piernas es más corta que la otra? ¿Las puntas de tus pies apuntan hacia afuera, o quedan paralelos uno con otro, apuntando tus dedos al frente? O por el contrario, ¿apuntan hacia adentro, quedando tus talones visiblemente más separados? Todos estos son problemas comunes de alineación. Si tu cuerpo puede lidiar con estos problemas significa que eres ineficiente biomecánicamente y libre de dolor, pero solo por el momento. Eventualmente tu cuerpo será incapaz de compensar y lidiar con dichas desalineaciones y en ese momento empezarás a sentir dolor.

*El Protocolo de la Alineación Primero* © está diseñado para ayudarte a lograr la alineación ósea, tono muscular balanceado y movilidad que son comunes en las personas que no sufren de dolor de espalda.

Podrás conseguir esa simetría, que te ayudará a dejar de sentir dolor, con la serie progresiva de ejercicios que te iré presentando, la cual tendrás que hacer en la secuencia descrita en el protocolo. Este enfoque sistemático es, básicamente, el camino a seguir para una espalda libre de dolor. De hecho, es el orden en el que se hacen los ejercicios más la suma de sus efectos lo que marca la diferencia en esta fórmula.

«¿*Apenas me puedo mover y quieres que haga ejercicio?*» Sí, pero te puedo adelantar que muchos de los ejercicios no requieren nada de movimiento. Inicialmente, casi todos los ejercicios solo requieren que te relajes en una posición específica. El objetivo es entrenar tu cuerpo a estar más alineado en reposo. Luego, a medida que mejoran la alineación ósea y el balance muscular, motivamos a tu cuerpo a avanzar por una serie de ejercicios progresivos. Estos ejercicios irán, gradualmente, requiriendo más y más de tu cuerpo. Recuerda: tú tienes control total del ritmo que quieras seguir; pasarás de un nivel a otro solo cuando decidas hacerlo. Así que, no pretendas tener la movilidad, destreza y fuerza que tienen aquellos que están libres de dolor. Empieza despacio. Familiarízate con los ejercicios poco a poco. Escucha a tu cuerpo, él será tu guía para organizar tu estructura física en una posición cómoda y bastante más neutra en reposo.

Como verás, la mayoría de los ejercicios que forman *El Protocolo de la Alineación Primero* © te serán familiares. Lo que tal vez sea nuevo para ti es la manera en la que las progresiones de los ejercicios poco a poco te ayudarán a mejorar tu bienestar estructural.

Hay una variedad en las progresiones de estos ejercicios, cada uno de ellos se enfoca a lograr un cambio específico en tu cuerpo. Este proceso te ayuda a identificar y reeducar tus problemas particulares. Dependiendo de las necesidades de tu cuerpo, las progresiones te permitirán reajustar el esfuerzo requerido para realizar los ejercicios. Esto te ayuda a introducir un esfuerzo mayor al nivel apropiado de tu situación del momento. A medida que tu cuerpo mejora, el siguiente ejercicio progresivo produce un incremento en la demanda que te empuja a seguir, reforzando así dicha mejoría. Con el tiempo, estos pasos preparan a tu cuerpo para hacer aún más cambios.

A medida que sigas las instrucciones de un ejercicio en particular y una vez que puedas realizarlo sin sentir, ya sea un incremento de dolor o uno nuevo, podrás considerarlo como una pequeña victoria sobre tu problema. Disfrútala, porque tu camino a una espalda baja libre de dolor se forjará de varias de esas pequeñas victorias. Con su acumulación le ayudarás a tu cuerpo a recalibrarse por sí mismo.

Debes saber que el impulso natural de tu cuerpo para sanarse a sí mismo no va a tolerar cambios posicionales incorrectos por mucho tiempo. Si tu cuerpo no está cómodo con un cambio, o si le parece que un ejercicio es peligroso, activará mecanismos de defensa que evitarán que hagas dicho ejercicio o que logres el cambio que estás buscando. Así que para asegurarnos de que tus esfuerzos no sean en vano, es esencial que los ejercicios no sean demasiado exigentes. En algunas ocasiones tendrás que encontrar un ejercicio menos demandante en una progresión en particular o, incluso, temporalmente evitar uno de los ejercicios del protocolo.

Sé paciente. Permítele a tu cuerpo ser quien diga cuándo está listo para volverlo a intentar. Escucha tus instintos, casi siempre encontrarás maneras de modificar los ejercicios suficientemente para que los puedas hacer y beneficiarte de ellos.

«Muy bien, pero ¿qué pasa si tengo alguna condición?» ¿Y si te diagnosticaron osteoartritis o enfermedad degenerativa de los discos intervertebrales? ¿O espondilitis anquilosante? ¿O estenosis espinal? ¿Entonces qué? Bueno, sin importar cuál sea tu diagnóstico, casi siempre estarás mejor con un esqueleto más alineado que uno chueco. A decir verdad, tal vez tu condición sea un factor limitante en cuanto a lo bien que puedas llegar a estar, pero de nuevo, tal vez no lo sea. Y como no hay mejor manera de averiguar más que intentándolo, te sugiero que así lo hagas. La mayoría de las veces, una vez que los problemas graves de alineación se resuelven, por lo general, las condiciones diagnosticadas, usualmente no producen dolor.

Un par de precauciones; una es que no es raro toparse con obstáculos en el camino hacia una espalda libre de dolor. Es muy posible que también te topes con obstáculos emocionales y psicológicos relacionados con tu propio rompecabezas de dolor; para algunas personas pueden ser enormes. Así que les recuerdo a los lectores que, aunque no es necesario que crean que *El Protocolo de la Alineación Primero* © les eliminará el dolor de espalda, es importante que acepten que, una disminución en la intensidad del dolor es, por lo menos, posible. Esa simple creencia, en la posibilidad de estar libres de dolor, te da la oportunidad de tener un resultado satisfactorio.

La otra precaución es que tu motivación también puede ser una complicación. Si tu dolor y las discapacidades relacionadas con él de alguna manera premian, o traen beneficios a tu vida, habrá mecanismos dentro de ti que estarán renuentes a renunciar a ellos. Para superar esta renuencia, necesitas querer eliminar tu dolor de una buena vez. Eso significa, desarrollar un hábito diario de ejercicios de piso, en pos de ese objetivo. Si es ahí donde te encuentras, si eres capaz de comprometerte a un régimen diario, entonces sigue leyendo.

Para resumir este capítulo: he hecho hincapié en que la mayoría de las personas no tiene éxito en su búsqueda de eliminación del dolor porque sus terapias ignoran la importancia de la alineación ósea para tener una espalda saludable y libre de dolor. Mencioné *El Protocolo de la Alineación Primero©* y expliqué cómo es que los ejercicios progresivos de este te permiten adaptar las exigencias de los ejercicios a tus necesidades. También mencioné cómo la suma de pequeñas victorias con los ejercicios, con el tiempo, te permitirán avanzar hacia una espalda más feliz y saludable.

En el Capítulo 2 voy a hablar del dolor y el sistema nervioso, y de cómo se relacionan contigo y con EL Protocolo de la Alineación Primero.

## RECUERDA:

**Es solo sentido común: si tus caderas, rodillas y tobillos están desalineados entonces tienen que ser reorganizados y reacomodados en una postura más neutra.**

CAPÍTULO 2

# Entendiendo el Dolor

«El dolor está listo,
*el dolor está esperando.*
*Preparado para educar».*
**—DEPECHE MODE**

En la película «Mejor... Imposible» (en inglés: *As Good As It Gets*) el personaje que Jack Nicholson interpreta se desespera mucho en una escena y grita: «¡Me estoy ahogando aquí y tú me estás describiendo el agua!». Dicha escena se hizo famosa porque representa perfectamente la frustración que sentimos cuando alguien nos dice lo que ya sabemos. Nicholson le pedía a su amigo información valiosa y el solo le daba la que ya era obvia.

Esa misma frustración es la que los pacientes de dolor crónico sienten cuando sus terapeutas les dicen: «tienes músculos muy rígidos» o «tu articulación del sacro ilíaco está atorada» o «tus músculos del glúteo medio están débiles o no se activan». Tal y como sucede en la película estos comentarios solamente «describen el agua», es decir, solo están describiendo los síntomas. Tú ya sabes qué es lo que te duele y dónde, es obvio para ti. Lo que quieres saber es cuál es la causa de tu dolor crónico y qué se puede hacer al respecto.

Así que para ayudarte a descifrar los misterios de tus problemas crónicos vamos a hablar del dolor en sí. En mi experiencia el entendimiento básico del tema ayuda a las personas a mejorar las probabilidades de eliminar su problema particular.

El dolor es un enigma, en parte porque hay mucho desacuerdo entre los expertos. En lo único en lo que la mayoría de ellos parece estar de acuerdo es en que en cualquier problema de dolor hay tres componentes principales: biológico, psicológico y emocional. Históricamente, las causas biológicas del dolor siempre han recibido más atención y, por ello, los esfuerzos más grandes para aliviarlas. Como resultado, la comunidad médica ha desarrollado servicios específicos, de técnicas y para partes del cuerpo para personas con dolor.

No es sorpresa que dicha especialización produzca resultados excelentes en casos apropiados y resultados horribles en casos inapropiados. Pero aquí está la clave: en la actualidad, no hay un modelo acordado para referir los casos apropiados al especialista profesional adecuado. Este es el eslabón perdido responsable de que mucha gente con dolor continúe deambulando de clínica en clínica en búsqueda de alivio.

El problema se complica más porque algunos autores de renombre en el campo de la ciencia del dolor se niegan a aceptar que los problemas biomecánicos son fuentes importantes de dolor. Estos autores rechazan el elemento estructural y enfatizan el elemento psicológico y el emocional en la ecuación del dolor para detrimento de todos nosotros pertenecientes a la comunidad de la salud. Encuentro preocupante estos pensamientos anti-biomecánicos porque, el dolor crónico es verdaderamente un problema multifacético. Y como ya lo irán viendo a lo largo de este libro, los problemas biomecánicos contribuyen significativamente al dolor de espalda baja. De hecho, hago todo lo posible por explicar cómo utilizar este conocimiento para minimizar tus propios problemas de dolor.

Reconozco que el incremento en el énfasis a los elementos psicológicos y emocionales han sido benéficos en el enigma del dolor; ha llevado a analizar nuestro dolor desde una perspectiva sistémica en lugar de una enfocada en la ubicación de este. Este enfoque sistémico podrá llevarnos eventualmente, creo yo, a encontrar respuestas para todo tipo de problemas de dolor.

Quiero aclarar que, aunque no afirmo que la alineación del esqueleto es lo más importante y lo único en el alivio del dolor, sí es un componente fundamental para el tratamiento del dolor de espalda baja y de cualquier otra parte del cuerpo. En igualdad de condiciones, todas las articulaciones del cuerpo funcionan mejor y con más comodidad si están debidamente alineadas. De hecho, el cuerpo entero funciona mejor y de manera más cómoda cuando las articulaciones principales que soportan peso están bien alineadas, tridimensionalmente hablando.

Quizá nada confirma más claramente las raíces biológicas del dolor que una rara condición llamada Insensibilidad congénita al dolor (CIP, por sus siglas en inglés) o Analgesia congénita. Las personas que nacen con esta condición nunca desarrollan las células nerviosas que llevan las señales del dolor al cerebro, por lo que, lógicamente, no sienten ningún tipo de dolor. Para evitar lastimarse deben de tener mucho cuidado con su alrededor y aun así están en peligro constante de alguna lesión.

**No es de extrañar que el dolor sea definido como la percepción de peligro.** Necesitamos del dolor para alertarnos de los riesgos de nuestro medio ambiente, tanto interno como externo. Sin el dolor ¿cómo sabrías que el café caliente te quema la lengua? ¿O que acabas de pisar un clavo? De manera opuesta, ¿cómo podemos conciliar historias de personas que sufren heridas terribles en situaciones de vida o muerte pero que no sienten dolor sino hasta que el riesgo ha pasado? ¿O qué pasa con quienes sufren de dolor en extremidades que han sido amputadas? ¿Cómo puede una persona sentir dolor en una parte del cuerpo que ya no existe?

Si te cuesta trabajo entender cómo el modelo tripartita de la ciencia del dolor explica estos escenarios, no eres el único. La explicación actual de la ICD (Insensibilidad Congénita al Dolor) dice que sin las terminaciones nerviosas necesarias que transmiten las señales de dolor al cerebro, nuestros pensamientos y sensaciones acerca del dolor importan menos de lo que podrían siendo de otra manera. Tal vez esto signifique que los componentes psicológicos y emocionales del dolor son menos importantes que el componente biológico en la fórmula de la respuesta al dolor.

Esto resalta el hecho de que los factores del dolor localizado están sujetos a la manera en la que el cerebro gestiona la información. Dada su habilidad para retrasar el dolor o causarnos tener dolores fantasma, el cerebro es el centro de control de la respuesta de nuestro cuerpo al dolor. Su rol es aún más evidente en los casos donde algunas personas sienten dolor sin tener signos visibles de lesión o irritación.

Siendo el cerebro una de las ultimas fronteras poco exploradas del cuerpo humano, se espera que este eventualmente responda los enigmas más grandes sobre el dolor. Esta expectativa nos ayuda a explicar cómo nuestros pensamientos y sensaciones acerca del dolor tal vez son tan reales e importantes como las causas que lo provocan.

En 1999, el autor de The Mindbody Prescription (La Receta Médica Cuerpo-Mente), del Dr. John Sarno, atrajo la atención internacional cuando proclamó que la mayoría de los dolores crónicos tienen una causa raíz emocional. No argumentaba que el dolor fuera meramente emocional, sino que el dolor casi siempre comienza con una poderosa y normalmente, emoción abrumadora. Luego, esta sensación provoca cambios en el cuerpo, cambios relacionados con aumento de la tensión muscular y reducción del flujo sanguíneo. Al rebasar ciertos límites, estos cambios producen dolor en tejidos locales. Al optimizar la posición de las articulaciones, tanto de forma local como general, es posible reducir la vulnerabilidad de los tejidos a los efectos que generan dolor. En apoyo adicional al modelo tripartita del dolor, hay abundante evidencia que indica cómo la expectativa de éxito puede ayudar a inclinar la balanza a favor de la superación del dolor crónico.

Actualmente hay muchas personas que tienen tan poco éxito al tratar de eliminar su dolor que terminan desgastadas física y emocionalmente; se rinden, concluyen que vivirán por siempre con su dolor y entonces recurren a lo que sea con tal de controlarlo. Las clínicas del dolor crónico están llenas de personas así.

Lo bueno de la mayoría de las estrategias para el manejo del dolor es que reconocen el carácter multifacético de este, en consecuencia, trabajan hacia la reducción de la carga al sistema nervioso al mismo tiempo que intentan aumentar la capacidad del paciente para lidiar con dicha carga. El problema de estas estrategias del manejo del dolor rara vez se debe a la estrategia misma; el problema a menudo se debe a la mentalidad y actitud de las personas que luchan por lidiar con su dolor. Muchos de ellos han perdido toda esperanza de vivir sin dolor. Pero, ya sea que crean que su dolor tiene un origen biológico, mental o emocional, no ayuda pensar que su dolor es para siempre.

**Por qué te perjudica aceptar de por vida al dolor.** Hace algunos años un hombre de sesenta y tantos visitó mi clínica. Me dijo que tenía dolor crónico en la espalda baja desde hacía cuarenta años. Pude ver, gracias a su falta de entusiasmo, que o su esposa o su doctor lo habían hecho que fuera a verme. Recuerdo los últimos minutos de aquella sesión como si fuera ayer.

Terminamos con la terapia en la camilla y me disponía a enseñarle sus ejercicios correctivos, cuando se incorporó y se sentó en la orilla de la camilla exclamando enfáticamente: «¡¿Qué me acabas de hacer?!» Estaba visiblemente enojado. Me tomó un momento poner en orden mis ideas y explicarle que mi trabajo se basa en la idea de que la desalineación del esqueleto es la causa fundamental de la mayoría de los dolores crónicos de articulaciones y músculos. Me había dado cuenta de que su pelvis estaba severamente desalineada, así que hice lo que pude por enderezarla y luego utilicé técnicas de masajes en los músculos de su espalda baja y caderas para ayudarlos a adaptarse a esta nueva alineación.

Después de un par de segundos de silencio, que se sintieron como un par de minutos, exclamó con lenguaje altisonante: «¡Ya no me duele la espalda! Si la solución era tan fácil, ¡¿por qué nadie más lo hizo hace cuarenta años?!». Salió furioso de mi consultorio y nunca más lo volví a ver.

No sé cuánto le habrá durado el alivio a su dolor, pero muy a menudo me pregunto cómo estará. Me sorprendió mucho su reacción, pero me di cuenta también que cuarenta años con dolor pueden acumular mucha frustración y enojo. Irónicamente, su caso se destaca como un recordatorio de que, a veces, no es necesario tener retos emocionales complejos, ni siquiera creer que una solución es posible para conseguir resultados favorables.

**El dolor es como la desalineación del esqueleto, lo cambia todo fisiológicamente.** Puede interferir con tu habilidad para moverte y estar cómodo. Incluso puede afectar funciones corporales como el ritmo cardíaco y patrones de respiración, y como todos somos distintos, los efectos del dolor son impredecibles. Sin embargo, hay algunos problemas bastante comunes para todos.

Los atletas se destacan por no dejar de entrenar ni de

competir a pesar de sufrir lesiones. Pero no son los únicos que se meten en problemas por este comportamiento. Si estas intentando evitar dolor sin tratar de resolver el problema de raíz es muy probable que termines con un problema mayor. Esto se debe a que si la causa de tu dolor no se corrige tarde o temprano esta se manifestará en tu cuerpo de alguna otra forma. Es como si tu cuerpo te estuviera diciendo: «Como no entendiste mi mensaje anterior, te estoy enviando el siguiente mensaje de otra forma»; y listo, tu dolor de espalda baja se convierte en dolor de cadera; un esguince del tendón de la corva se convierte en una ruptura del tendón de Aquiles; el codo de tenista se convierte en un desgarre en el manguito rotatorio. ¿Diferente problema? Tal vez no. Muchas veces tu cuerpo solo está utilizando distintas estrategias para llamar tu atención. Ignora y menosprecia el dolor bajo tu propio riesgo.

Y no es una sorpresa: no sabemos escuchar a nuestro propio cuerpo. Para prueba solo dale un vistazo al mercado mundial de los analgésicos, valuado en miles de millones de dólares anualmente. No le deseo a nadie que pase dolor de manera innecesaria, pero hay que reconocer que apagar la alarma sin apagar el incendio es una estrategia problemática. Nos plantea el punto crítico de la perspectiva. Si adoptas el punto de vista simplista de que «el dolor es malo» estás destinado a mal gestionar tu problema; debe evitarse en la medida de lo posible tratarlo como un inconveniente, que puede ignorarse con la ayuda de una pastilla. Casi siempre hay una mejor manera de atenderlo.

Probablemente has escuchado algo como que el lugar donde te duele, muy a menudo no es el lugar donde se origina ese dolor. Me gusta esta aseveración porque nos cuestiona cosas como: «Si el dolor de espalda baja no se origina en la espalda baja, ¿entonces de dónde viene?» Por lo general la respuesta tiene que ver con mala movilidad de una parte del cuerpo, provocando así que el cuerpo haga ajustes en otras partes para compensar esa falta de movimiento. Simplemente saber esto, es de gran ayuda, pero para realmente identificar y, diferenciar cuáles son las causas y cuáles son los efectos, es necesario algún tipo de evaluación física.

Desafortunadamente, examinar movimientos coordinados en presencia de dolor más bien nos ayuda a medir el dolor en lugar de ser una evaluación funcional. Dichas valoraciones pueden malinterpretarse fácilmente y eso hace difícil poder diseñar un plan de tratamiento efectivo. Es por eso por lo que una de nuestras primeras medidas de acción para intentar eliminar el dolor crónico es evaluar y corregir la alineación del esqueleto estático. Mejorar la alineación casi siempre nos lleva a una reducción del dolor. Esto nos ayuda a preparar el terreno y conseguir evaluaciones más precisas que, a su vez, nos brindan estrategias terapéuticas más apropiadas y exitosas.

El Dr. Eduard Pflüger (1829–1910) fué un psicólogo alemán que hizo mucho para ayudarnos a entender la neurología humana, incluyendo cómo es que el dolor se manifiesta en el cuerpo. El observó que la irritación leve de algún nervio tiende a resultar en señales y síntomas de manera local. A medida que aumenta el grado de irritación, estas señales y síntomas por lo general se propagan al otro lado del cuerpo. Si la irritación aumenta más allá de ciertos niveles, las señales y síntomas se expresan en la parte superior del cuerpo. Si la irritación se vuelve lo suficientemente intensa, el tronco encefálico se involucra hasta el punto de aumentar la tonalidad muscular en todo el cuerpo. A estas observaciones de las funciones neurológicas se les conoce como las leyes de Pflüger's; nos sirven para entender cómo el sistema nervioso gestiona la irritación. Y como estas leyes aplican, ya sea que la irritación aumente o disminuya, nos tranquiliza saber que los pasos progresivos en este continuo neurológico, funcionan también en reversa.

Para ayudar a visualizar la manera en la que tu cuerpo responde al dolor y a las señales tu sistema nervioso, piensa en tu habilidad para lidiar con el dolor como si fuera la capacidad de almacenamiento de tu teléfono inteligente; ya sea que tenga 16 o 128 Gigabytes solo puede manejar un número limitado de aplicaciones, fotos, videos y archivos de música. Cuando la capacidad de almacenamiento está a la mitad puedes descargar lo que quieras, pero si está casi llena entonces debes ser más selectivo con tus descargas. Puedes crear más espacio si borras algunos archivos o si no descargas el último video que recibas. Para tu teléfono es simplemente una cuestión de capacidad de almacenamiento.

Prácticamente, también es así para tu cuerpo. Tu capacidad para lidiar con estimulación del sistema nervioso de manera cómoda y sin dolor depende de cuánto espacio de almacenamiento tengas disponible. Si tu «almacenamiento» está a la mitad, entonces tienes espacio de sobra para tolerar «más carga». Tienes la capacidad de adaptarte y lidiar con nuevas situaciones estresantes en tu vida. Puedes dormir en una cama que no sea la tuya, tropezarte con algo o levantar algo muy pesado sin tener repercusiones a largo plazo. Sin embargo, si tu almacenamiento está casi lleno de estimulaciones al sistema nervioso, entonces tendrás poca tolerancia a cualquier estrés extra que la vida te presente.

Para continuar con la analogía, si tu ¨teléfono¨ está casi lleno de estimulación del sistema nervioso, serás susceptible al dolor por cualquier tipo de factores estresantes no deseados; el estrés en el trabajo te provoca dolor de estómago, una carrera corta y rápida por la calle te causa un esguince en el tendón, un movimiento incómodo te desata dolor de espalda baja. Estos resultados negativos no están en función de qué tan joven seas, de lo que comas, o de cuánto peso puedas levantar en el gimnasio, más bien está en función de qué tan resiliente y resistente es tu cuerpo y de qué tan saturado está tu sistema nervioso. Si tu «espacio de almacenamiento» se está llenando, entonces tu cuerpo está lidiando con una cantidad tremenda de estrés fisiológico, lo que significa que muy probablemente estés sufriendo de algún tipo de dolor constante.

**Nuestros cuerpos están continuamente haciendo ajustes.** Estos están en una lucha constante por mantener un estado estable y saludable frente a un entorno dinámico tanto interno como externo. Si tu «espacio de almacenamiento» neurológico está muy lleno entonces tu cuerpo tiene que trabajar tiempo extra, gastando esfuerzos y energía intentando corregir la situación. Al igual que la batería de tu teléfono inteligente, la «batería» de tu cuerpo te provee con una cierta cantidad de energía. Si tu problema de dolor te obliga a estar en un estado de emergencia constante, espasmos musculares involuntarios y un perpetuo malabarismo fisiológico están drenando tu «batería». El dolor está, literalmente, desgastándote.

Hans Selye (1907-1982), un endocrinólogo canadiense nacido en Austria desarrolló un modelo teórico para explicar la respuesta del cuerpo humano al estrés. Su modelo explica cómo el cuerpo responde a retos en un patrón predecible que involucra a los sistemas nervioso y hormonal. Selye afirmó que "cada estrés deja una cicatriz indeleble y el organismo paga por sobrevivir a una situación estresante envejeciendo un poco.

El Ciclo de Dolor-Tensión es uno de esos patrones predecibles que cómo nuestros cuerpos reaccionan a la irritación. Comienza cuando el problema original agobia la capacidad del cuerpo para lidiar con el dolor. Sin importar que el problema a haya sido causado por una lesión o porque el cuerpo estaba tratando de adaptarse a posturas o movimientos en extremo repetitivos, el dolor comienza. Esto causa que el músculo del área circundante se acorte, porque eso es lo que hacen en el intento de proteger e inmovilizar la zona adolorida. Esta contracción muscular localizada reduce el flujo sanguíneo y linfático, lo cual afecta la salud del tejido en esa área y también reduce la movilidad de las articulaciones y los tejidos. Estas restricciones en los movimientos fomentan el desarrollo de desbalances musculares y estos, a cambio, crean las condiciones para subsecuentes torceduras musculares, esguinces de ligamentos y puntos miofasciales dolorosos. A medida en que se convierten en fuentes de dolor, propician más acortamiento muscular. Y así, el ciclo continúa a menos que sea interrumpido.

El primer paso de la mayoría de los procesos de rehabilitación es interrumpir el Ciclo de Dolor-Tensión. El siguiente paso supone encontrar las herramientas necesarias que ayuden al cuerpo a ir quitando una a una las capas de compensación creadas y que así pueda regresar a un estado libre de dolor.

Si hay un secreto para superar tu dolor, es aumentar la capacidad para lidiar con los estímulos del sistema nervioso, así como también disminuir la carga que necesitas llevar. Y si tu problema de dolor tiene un origen biológico, psicológico o emocional, lo que tienen en común es el sistema nervioso. El entendimiento de cómo funciona esto, te ayuda a ver que cualquier tratamiento en dicha situación será tan efectivo mientras esté normalizando el sistema nervioso, tanto de manera local como sistemáticamente.

Afortunadamente, tanto tu capacidad de almacenamiento neurológico como la cantidad de cosas que tengas en él se pueden modificar. El trauma tiende a desafiar la capacidad de tu almacenamiento y con el tiempo incluso puede reducir su tamaño. Algunas estrategias terapéuticas pueden disminuir el volumen en tu almacenamiento (la cantidad de cosas con las que tu sistema nervioso tiene que lidiar). Otras estrategias pueden aumentar el tamaño de tu almacenamiento (tu capacidad para lidiar con esas cosas). Las mejores estrategias, como El Protocolo de la Alineación Primero©, pueden hacer ambas. De hecho, creo que la práctica diaria del protocolo es una manera efectiva para minimizar las cicatrices indelebles de Selye. Si estoy en lo correcto, el protocolo puede ayudarnos a envejecer un poco más lentamente, con más gracia y de manera más cómoda.

Inicié este capítulo con la promesa de desentrañar los misterios de nuestros problemas crónicos. Espero que ahora tengas un mejor entendimiento del propósito del dolor, de cómo se distribuye en el cuerpo y ahora sepas algunas de las cosas que podemos hacer para superarlo. En el siguiente capítulo voy a disipar algunos de los conceptos erróneos más populares sobre el dolor de espalda baja.

**RECUERDA:**

**Ignora y menosprecia el dolor bajo tu propio riesgo.**

# CAPÍTULO 3
# Lo Que No Te Causa Dolor

«No *es lo que no sabes lo que te mete en problemas. Es lo que asumes como verdadero y simplemente no lo es.»*
**—MARK TWAIN**

Los humanos somos una especie narradora de historias; las historias nos importan, nos dan confort, nos definen. Algunas de nuestras historias están con nosotros en las buenas y en las malas, incluso cuando sabemos que tal vez sean más un mito que una realidad. Así somos. Sin embargo, cuando estos mitos y verdades a medias me impiden ayudarte a lidiar con tu dolor de espalda, es momento de aclarar las cosas.

Si eres como la mayoría de las personas, entonces trabajas 40 horas a la semana, casi siempre sentado. Pasas también un par de horas sentado en tu automóvil, e incluso más horas sentado frente a la televisión o tu computadora personal en casa. La cantidad real de ejercicio físico es muy baja. Un tipo de vida que combina tanto demasiado estrés mental como emocional y con muy poca demanda física, puede causarnos enfermedades y disfuncionalidades corporales.

Cuando observamos la cantidad de ejercicio que muchas personas dicen hacer, a menudo descubrimos que implica un nivel bajo de esfuerzo físico. Caminar por 30 minutos unos cuantos días a la semana no supone una gran demanda física para tu cuerpo a menos de que vivas en la ladera de una montaña. La mayoría de nosotros pudimos ponernos de pie y caminar cuando teníamos aproximadamente un año de vida. Caminar en tu vecindario es una alternativa más saludable que manejar para ir a la tienda que te queda a tan solo unas cuadras, sí, pero no va a generarte una postura estable y mejor balanceada. Para ello necesitamos hacer un poco más que caminar un poco solamente.

Cuando estaba en la primaria me dijeron que los humanos del futuro evolucionarían hasta tener cráneos muy grandes para poder almacenar nuestros cerebros de cada vez mayor tamaño. A su vez, nuestros cuerpos parecerían varitas de madera debido a la cada vez menor demanda física de la vida moderna. Parte de ese futuro hipotético ya se está convirtiendo en realidad. Esos cuerpos con figura de varitas de madera, representando debilidad física, son evidentes en todas partes, aunque muchos de nosotros estamos en realidad más anchos y no más delgados. Nuestra debilidad física, aunada a la falta de una demanda física balanceada, nos predispone a desarrollar desbalances musculares, problemas de alineación ósea y dolor crónico.

Esta predisposición se complica con nuestra ignorancia sobre cómo funciona el cuerpo humano. A menos que seas parte de la comunidad médica científica, es difícil estar al tanto de las investigaciones más recientes. A medida que la medicina moderna y sus incontables ramas crecen y evolucionan, la brecha de conocimiento entre los hechos científicos y el conocimiento público se hace más grande. Esta brecha fomenta la aceptación de aseveraciones erróneas y también tiene implicaciones prácticas negativas.

¿Has escuchado que no necesitas ser un eléctrico para poder maniobrar un interruptor y encender la luz? Bueno, tampoco necesitamos ser expertos médicos para poder realizar un mantenimiento de músculos y articulaciones básico nosotros mismos. Sin embargo, la habilidad para ayudarnos a nosotros mismos aumentaría tremendamente si tuviéramos un entendimiento más acertado de lo que sí es, y lo que no es importante para tener una espalda saludable y feliz. Los mitos populares, malinterpretaciones y supersticiones, casi siempre interfieren en un cuidado efectivo de nuestro dolor de espalda.

Es como creer que tu carro no prende porque no tiene gasolina, cuando en realidad el problema es una falla en el interruptor de encendido. En una situación así nunca podrás resolver el verdadero problema porque tu creencia no te lo permite ver. No importa cuánta gasolina tenga el tanque de tu carro, este nunca va a prender. Si usas una solución equivocada por malinterpretar la situación, no importa que tan simple sea el problema real, no lo vas a poder resolver. Esto aplica igual para casi todos los problemas de la vida, incluido tu dolor en cuestión.

Casi siempre sucede que la raíz de tu dolor de espalda se encuentra en cualquier otra parte menos en tu espalda, por lo que puedes manipular, pinchar o ejercitar tu espalda por siempre y nunca encontrar alivio. Actualmente hay millones de personas que sufren de dolor crónico de espalda innecesariamente, solo porque no entienden la naturaleza de su problema. ¿Cómo puedes resolver un problema si no lo entiendes? O peor aún, ¿cómo puedes resolver algo que crees que entiendes cuando en realidad te basas en conclusiones erróneas?

Las conclusiones erróneas pueden venir de amigos y familiares bien intencionados; si ellos han sufrido dolores y achaques similares a los nuestros con gusto compartirán lo que para ellos ha funcionado. A fin de cuentas, lo que funciona para una persona debe funcionar para los demás, ¿cierto?

Esta manera de pensar me recuerda a la serie de libros 4

Hour de Tim Ferris. Este renombrado autor obtiene mucha de su información experimentando en él mismo, luego comparte los detalles de sus experiencias y pregunta a sus lectores si tienen resultados similares. Aunque sus libros son muy entretenidos, es importante recordar que no podemos llegar a conclusiones basándonos en los casos de estudio de una sola persona. Los científicos hacen un gran esfuerzo por separar los resultados subjetivos y anecdóticos de los datos obtenidos en los estudios de investigación. Hago eco de esta diferencia al señalar que miles de personas han probado ya la efectividad de El Protocolo de la Alineación Primero© por lo que mi confianza en el mismo no es ni subjetiva ni anecdótica.

Así como es importante saber por qué tienes dolor de espalda, también es igual de importante saber lo que no te lo está causando. Si crees que has heredado el dolor de espalda, ya sea porque tu madre y tu abuela lo tienen, estás predispuesto a ni siquiera tratar de resolverlo. ¿Para qué? Si es parte de tu genética, como la estatura y el color de ojos. ¿Por qué molestarse? Ese es un punto de vista.

Aquí hay otro: si no crees que tu dolor de espalda sea heredado entonces es más que probable que tu actitud con respecto al dolor sea completamente diferente. Las probabilidades son que seguramente estarás más abierto a la idea de buscarle una solución.

Así que, bueno, vamos a desmentir algunas de las creencias engañosas y más persistentes acerca del dolor de espalda baja.

## 1. Ya no tengo 20 años.

Te sorprendería saber la cantidad de veces que he escuchado este argumento dicho por pacientes en sus treinta, cuarenta, o de más edad. Es una de las excusas más usadas para justificar el dolor de espalda, a pesar de que este afecta a personas de cualquier edad. Lo sé, porque he ayudado a muchos adolescentes a reorganizar sus cuerpos para eliminar su dolor de espalda. En todo caso, si hay una relación entre el tiempo y el dolor de espalda, esta tiene que ver más con cuánto tiempo ha estado desalineado tu esqueleto, que con cuántos años tienes. Y sí, la edad puede ser relevante en la conversación, pero su grado de importancia no lo es tanto como la alineación ósea y la calidad motora.

Si aun así estas determinado a echarle la culpa a la edad, hazlo hasta que hayas explorado todas las otras opciones; eso incluye terminar de leer este libro y darle una oportunidad al protocolo para surtir efecto en tu espalda.

## 2. Lo heredé de mi mamá.

Si culpar a los genes de nuestros padres por algunos de nuestros problemas está en nuestra naturaleza humana, entonces ¿por qué habría de ser diferente con el dolor de espalda? De hecho, en este caso, hay algo de verdad en esta creencia porque hay algunos problemas de salud relacionados con la espalda baja que se transmiten genéticamente.

El problema hereditario del que habla la gente es la escoliosis. Como uno de los problemas de columna más confusos, escoliosis se refiere a la curvatura lateral de la columna vertebral. Sus causas son a menudo malentendidas por la comunidad médica, por lo que no es sorpresa que al público en general le resulten aún más desconcertantes. Cuando a alguien le dicen que tiene escoliosis es común que lo tomen como una sentencia de por vida. Pero rara vez de hecho lo es.

Hay tres grandes tipos de escoliosis: (1) Congénita, causada por defectos en los huesos, presente desde el nacimiento, (2)

Idiopática, lo que significa de causa desconocida, y (3) Escoliosis que ocurre secundaria a otro problema.

Una búsqueda rápida en Google nos confirma que se desconoce la causa de la mayoría de los casos de escoliosis. Algunas fuentes sugieren que entre 2-3 por ciento de la población la padece. Mi propia experiencia me dice que la gran mayoría de casos de escoliosis se debe a causas secundarias, como la desalineación de la pelvis. Este tipo de escoliosis probablemente tiene muy poco que ver con el árbol genealógico

Un problema menos común, relacionado al dolor de espalda y a la genética, es la espondilitis anquilosante: una enfermedad crónica inflamatoria de la columna en la que los huesos de la base de la columna, (y a menudo la caja torácica), se fusionan. Según las estadísticas, entre 0.1 y 0.2 % de la población padece de espondilitis anquilosante.

Entonces, si solo entre 2-3 por ciento de la población hereda el dolor de espalda, ya sea espondilitis anquilosante y escoliosis, ¿de dónde lo obtienen todos los demás? Desde mi experiencia, lo obtienen por comportamiento aprendido. Hay una gran cantidad de publicaciones sobre cómo los niños imitan a sus padres. Los niños imitan patrones de posturas y movimientos, así como también patrones del lenguaje y manierismos. Por lo tanto, ellos heredan posturas y patrones de movimiento disfuncionales y, como resultado, muchas veces terminan padeciendo los mismos problemas de dolor crónico también. Así que, padres y madres, por favor pongan atención y sean conscientes de su postura, o como diría mi madre, ¡párate derecho!

## 3. Tengo una pierna más corta que la otra.

Probablemente sí tengas una pierna más corta que la otra, pero tener diferencias significativas en la longitud de los huesos largos de tus piernas, es raro. Es mucho más común tener una pelvis que no está perfectamente alineada. De hecho, hace algunos años estaba en el consultorio atendiendo a un atleta, estando un médico presente. El atleta tenía un problema de alineación de la pelvis que le estaba generando un efecto causal directo en su dolor lumbar agudo. Durante la sesión, platicaba con el doctor y le explicaba cómo es que estaba ayudando a este atleta a regresar su pelvis a una posición más neutra. Sorprendido por mis comentarios, el doctor me dijo que eso no era posible, pues él estaba seguro de que los huesos pélvicos no tienen una movilidad independiente significativa.

¡Ya se imaginarán lo incómoda que se puso la conversación! Sé con certeza que el hueso sacro y ambos iliones (dos de los huesos que forman la pelvis), se mueven independientemente uno del otro. Una gran parte de mis pacientes necesita corregir la desalineación entre estos huesos. Si hay algo que puedas obtener de este libro, espero que sea comprender que la mayoría de los dolores crónicos de espalda baja se pueden evitar, y que un gran porcentaje de estos problemas se deben, al menos en parte, a un problema de alineación pélvica.

Volvamos al tema de la longitud de las piernas. Los huesos de nuestros muslos se unen a los huesos de nuestra pelvis mediante la articulación de la cadera. Si un lado de la pelvis (el ilion) gira hacia adelante o hacia atrás con respecto al otro lado de la pelvis y se queda en ese lugar, el resultado será una pelvis chueca y una diferencia funcional en la longitud de una pierna. Se llama funcional, en lugar de estructural, porque la diferencia en la longitud de las piernas se debe a la manera en la que se organiza tu cuerpo cuando esto sucede. No se debe a una diferencia ósea real. La buena noticia es que al enderezar la pelvis erradicamos la diferencia en la longitud de las piernas, o te pone un paso más cerca de lograrlo. En cualquier caso, estarás cada vez más cerca de disfrutar de una espalda baja más cómoda y feliz

## 4. Paso todo el día sentado.

De acuerdo con algunos reportes de los medios «sentarse es el nuevo fumar». Tal vez me he perdido de algo, pero simplemente yo no veo eso en mis consultas. Por supuesto, hacer algo por varias horas sin cambiar significativamente de postura o exigencia no es lo ideal; pero cuando escucho a los expertos del anti-sentado decir cosas que no reflejan lo que veo en mi clínica, tengo que hablar y decirlo.

Ellos argumentan que el estar sentado todo el día, adaptativamente, tu cuerpo acorta los músculos flexores de la cadera. Luego al final del día, al levantarte, la cadera sigue un poco flexionada. Este argumento coincide con el hecho de que los tejidos blandos se adaptan a posturas o actividades repetidas constantemente. Y sí, sí creo que una postura crónica de cadera flexionada causa caderas tensas innecesariamente y una hiperextensión de la espalda baja. Sin embargo, a pesar de la epidemia social de permanecer sentado, veo muchos más casos de dolor en caderas y espalda relacionados con caderas hiperextendidas en lugar de hiper flexionadas.

¿A qué se debe esta disparidad? Para mí se debe a que el mayor obstáculo para establecer una postura neutra de pelvis y caderas es de hecho la debilidad o, si lo prefieres, un des-acondicionamiento general de los músculos en esa área. No es el acortamiento crónico del musculo flexor de la cadera. Incluso cuando veo a personas que tienen la pelvis girada demasiado hacia adelante, un problema posicional que debería ser consistente con caderas hiper flexionadas, con más frecuencia veo casos de caderas hiper extendidas de los que veo casos con caderas hiper flexionadas. Concuerdo en que mantener una posición por varias horas, día tras día, es un estilo de vida poco saludable; pero no estoy de acuerdo en que la causa del dolor de espalda crónico de millones de personas sea el acortamiento de los músculos flexores de la cadera debido a nuestra cultura de permanecer sentados. La debilidad general es un problema mucho más grande que los flexores de cadera acortados.

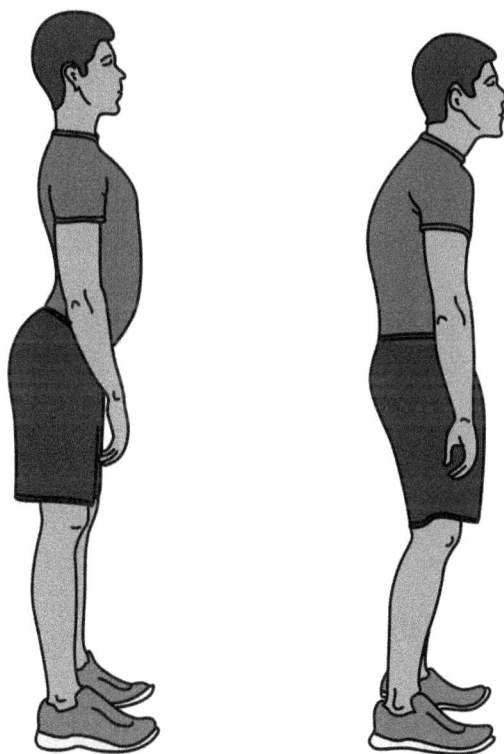

*Caderas hiper flexionadas y caderas hiper extendidas*

## 5. Mis abdominales están débiles.

Este es otro ejemplo de un mito que tiene algo de verdad. En general, debido a que los músculos abdominales conectan la caja torácica con la pelvis, podemos decir que necesitan estar lo suficientemente fuertes para permitir que ambas partes estén alineadas verticalmente. Estos músculos del torso también necesitan fuerza para coordinar las partes superior e inferior del cuerpo para los movimientos de todo el cuerpo. Así que, ciertamente, si tus músculos abdominales están débiles, puede que contribuyan al dolor crónico de espalda baja.

Sin embargo, sugerir que el dolor crónico de espalda se puede resolver con un programa de ejercicios abdominales es una verdad a medias bastante riesgosa. He ayudado a muchas personas que pueden hacer cientos de ejercicios abdominales y aún así, sufren de dolor de espalda baja.

Si los músculos de tu espalda baja están crónicamente contraídos y adoloridos, contraer y acortar tus músculos abdominales dejándolos en un estado similar a los de la espalda no va a traer beneficios. Lo que va a suceder es un efecto de tensión y compresión en cada estructura de tu columna vertebral baja. Este método pone tu columna vertebral en una especie de prensa, lo que probablemente te cause hernias de discos, con lo cual tu siguiente paso es una cirugía de espalda baja; de ninguna manera una buena estrategia.

## 6. Mi glúteo medio no se activa.

En los últimos años se ha vuelto popular culpar al muy humilde glúteo medio del dolor de espalda baja. ¿Cómo es que se volvió tan popular? No lo sé, pero me gustaría que esta creencia pasara a mejor vida.

A veces este músculo no se activa en el momento preciso o con la debida intensidad. Y aunque este problema puede ser la causa principal del dolor crónico de espalda, en la mayoría de los casos que he visto, un glúteo medio inhibido es más bien una consecuencia y no una causa.

En realidad, se debe a qué tanto, la desalineación perjudica la función neuromuscular. Si examinas tu glúteo medio cuando tu pelvis está desalineada y después, lo examinas de nuevo cuando se ha corregido la desalineación, el músculo mostrará mejora en su funcionamiento de manera consistente. Es el resultado natural cuando las articulaciones están en posición neutral, y como puedes imaginarte, si intentas fortalecer este músculo sin antes reestablecer una alineación pélvica adecuada, el proceso va a ser ineficiente, en el mejor de los casos, o incluso inútil, en el peor.

Para resolver el rompecabezas de tu dolor de espalda baja es más importante considerar la alineación del esqueleto antes que la función muscular. ¿Por qué? Simplemente así es. No hay razón para dedicarse a la reeducación del movimiento corporal si tu esqueleto está tan desalineado como para poder siquiera tener una postura inicial adecuada. Te será más fácil aliviar tu dolor de espalda baja si aceptas que los problemas estructurales tienen prioridad sobre los problemas de los tejidos blandos; entender dicha prioridad marca la diferencia entre el éxito y el fracaso.

En general estos son los ejemplos más comunes de lo que NO te está causando dolor de espalda baja. Veamos ahora los seis problemas más importantes para la salud y bienestar de la espalda baja.

**RECUERDA:**

Saber por qué tienes dolor de espalda es igual de importante como saber qué es lo que No te lo está causando.

La relación entre el tiempo y el dolor de espalda está más vinculado a cuánto tiempo ha estado desalineado el esqueleto, más que a la edad cronológica.

# CAPÍTULO 4

# Fundamentos Dolorosos

«La desalineación entre la pelvis, la columna
y las extremidades sigue siendo una de las
fronteras de la medicina, sin reconocérsele
como la causa de más del 50 % del dolor de
espalda *y extremidades*»
**—DR. WOLFGANG SCHAMBERGER MD.**

En este capítulo pasamos de los mitos e ideas erróneas a los
problemas actuales que aquejan a nuestros cuerpos y les causan
tanto dolor a nuestras espaldas. A continuación, explicamos las
seis causas más probables de dolor de espalda baja. Si las entiendes bien podrás disfrutar de los beneficios del principio de Pareto o la ley del 80/20.

La ley del 80/20, también conocida como el Principio de
Pareto, establece que 80% de los resultados se debe a 20% del
esfuerzo. Este principio aplica para cualquier tema en cualquier actividad y sus beneficios son maravillosos: si puedes
identificar los problemas que constituyen el 20% crítico, habrás
descubierto la clave de la eficiencia. Este libro busca ayudarte a entender la información crucial del dolor de espalda baja
para que puedas aplicar este principio (80/20) y disfrutar de

sus beneficios. Espero que esto te parezca tan bueno como me lo parece a mí.

## 1. Alineación (o la falta de esta).

¿Cómo es posible que el dolor de espalda baja sea el dolor crónico más caro y común en Norteamérica? ¿Cómo es que representa miles de millones de dólares en salarios perdidos, gastos médicos y pérdidas en la productividad? ¿Por qué es un problema tan frecuente? La respuesta es la misma para las tres preguntas: la gran mayoría de las personas tienen una postura asimétrica. La manera en la que está organizada tu estructura corporal es un factor determinante para que desarrolles o no dolores musculares y/o de articulaciones.

Sería genial que todos tuvieran una postura corporal perfectamente neutra, porque cuando la alineación ósea está dispuesta de manera óptima, todas las articulaciones principales que soportan peso trabajan de manera armoniosa uen conjunto. Esta armonía minimiza el esfuerzo muscular requerido para contrarrestar la fuerza de gravedad y mover al cuerpo de manera coordinada. Un cuerpo así, es más saludable, funcional y más cómodo que con cualquier otra postura.

Los músculos y tendones actúan como cables de retención; están diseñados para sostener nuestros huesos en contra de la fuerza de gravedad. Cuando nuestras articulaciones están apiladas una sobre la otra, maximizan el soporte óseo y minimizan el esfuerzo muscular para mantenernos de pie. Este concepto de apilamiento nos hace pensar en la torre Eiffel y en cómo difiere de la inclinada torre de Pisa. Si las visualizas una al lado de la otra, puedes ver una buena y una mala postura. Una se ve fuerte y estable, la otra parece desafiar a la gravedad. Ambas torres son hermosas, pero aquí no buscamos la estética, sino la funcionalidad y la comodidad. Surge entonces la siguiente interrogante: ¿cuál tiene dolor de espalda crónico? La de Francia no.

Me sorprende que no haya más personas con dolor de espalda crónico al considerar lo común de la asimetría postural. Quienes padecen de problemas crónicos son doblemente afectados; sus problemas de alineación son tan grandes que se ven agravados por retos adicionales. Mientras que quienes no padecemos de dolores crónicos tenemos problemas de alineación de menor grado o nuestro sistema nervioso aún no está abrumado. En la mayoría de los casos, no padecemos de dolor porque ambas condiciones son lo suficientemente moderadas como para no encender ninguna alarma.

En mi consultorio recibo personas con posturas notablemente distorsionadas y que no están al tanto de dicho problema, solo se percatan del dolor. Otros están conscientes de sus problemas de alineación porque alguien más se los ha mencionado o porque se han visto con más detenimiento en el espejo, pero no padecen de dolor. Ambos casos son un testamento inequívoco de la increíble habilidad del cuerpo humano para lidiar con el estrés. Pero la gente no debe ignorar sus asimetrías evidentes, aunque el cuerpo pueda compensar y no quejarse del dolor. Asumir que no hay ningún problema solo porque no hay dolor es una interpretación fallida.

Quizás la costurera le puso una hombrera a tu saco para disimular un hombro caído, o tal vez ajusta la bastilla en solo una pierna del pantalón si una de tus piernas es más corta que la otra. Es muy fácil tratar estas desigualdades como inconvenientes estéticos y esconderlos con ajustes en tu ropa, pero no olvides esto: son una evidencia clara de un desbalance en la tensión muscular. Esto por lo general genera un desgaste acelerado en las estructuras articulatorias, lo que significa que tarde o temprano te causarán dolor.

La buena noticia, como me gusta señalar, es que la mayoría de los problemas de alineación son funcionales y no estructurales, por lo que pueden ser corregidos. Podemos enseñarle al cuerpo cómo estar mejor alineado y, en el proceso, reconstruir los cimientos que, a su vez, restaurarán una movilidad saludable, mejorarán el funcionamiento muscular y fortalecerán al sistema nervioso. Una postura neutra tal vez no garantice el fin del dolor, pero creará las condiciones necesarias para que exista la posibilidad de vivir libre de dolor.

En mi experiencia, la causa más común de dolor de espalda baja, dentro de todos los problemas de alineación es cuando la parte superior e inferior de la pelvis ya no están paralelas al suelo. Esto hace a la gente pensar que una de sus piernas es más corta que la otra y, como lo mencioné anteriormente, estas discrepancias en la longitud son por lo general funcionales y no estructurales. En otras palabras, son causadas por un desequilibrio en la tensión de los tejidos blandos y no por la diferencia en la longitud de los huesos de las piernas.

Deseo añadir que quienes tienen que usar aparatos ortopédicos para compensar una diferencia en la longitud de sus piernas están haciendo bien al hacerlo si esta viene de una diferencia longitudinal de los huesos, pero si la causa de esta diferencia yace en el desequilibrio de los tejidos blandos, entonces los dispositivos ortopédicos no ayudarán en nada. Tal vez ofrezcan alivio temporal, pero en realidad evitan que soluciones el verdadero problema. Para sí poder solucionarlo, lo mejor es encontrar una estrategia correctiva apropiada, una que libere los tejidos blandos acortados en la pelvis/cadera/muslo de la pierna más corta. A la mayoría de la gente esto le permite eliminar sus síntomas.

No es sorpresa que la segunda causa más común del dolor

de espalda relativo a la alineación se encuentre también en el área pélvica. El problema surge cuando toda la pelvis ha girado demasiado ya sea hacia adelante o hacia atrás.

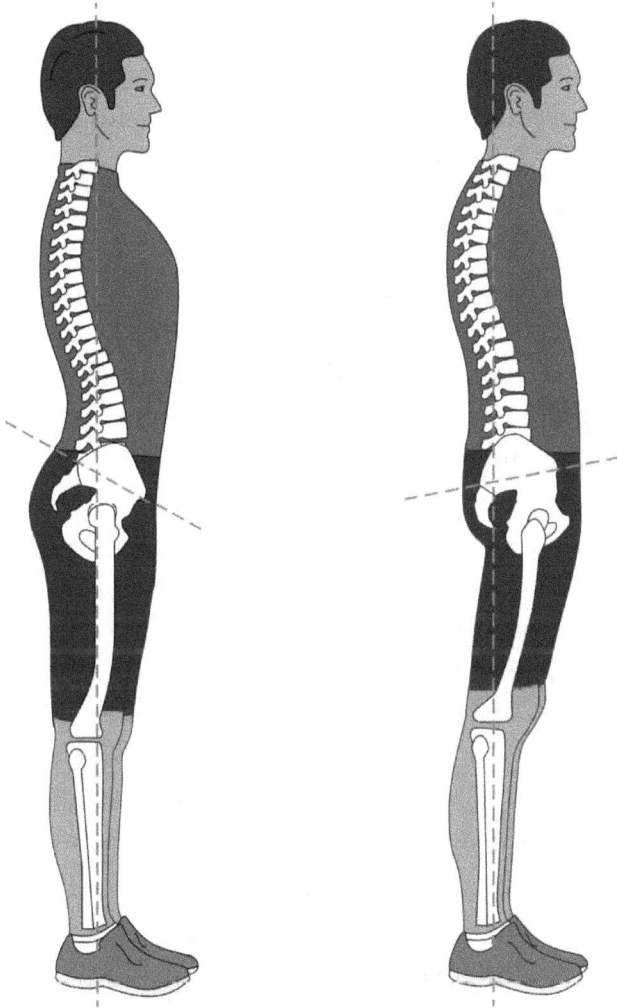

*Postura hiper lordótica y Postura hiper cifótica*

Ciertos desbalances musculares en la espalda baja, abdomen, caderas y muslos pueden causar que la pelvis gire de manera excesiva. Cuando la rotación es muy pronunciada hacia el frente, como se puede ver en la imagen superior izquierda, habrá una curvatura excesiva en la zona lumbar llamada hiperlordosis. Esta curvatura comprime las articulaciones facetarias, que son pequeñas articulaciones posteriores entre cada vértebra de la columna. Con el tiempo, esta compresión lumbar causa una irritación dolorosa que, a su vez, genera cambios degenerativos que van desde la osteoartritis hasta la enfermedad degenerativa de los discos.

De manera alternativa, si la rotación es muy pronunciada hacia atrás, como se puede ver en la figura superior derecha, entonces la columna lumbar resulta con una curvatura insuficiente. Esto causa inestabilidad, algo que el cuerpo no tolera, por lo que responde de una o dos maneras: intentará «entablillar» la columna mediante espasmos musculares, o va a compensar la curvatura empujando la pelvis hacia adelante, el coxis irá inmediatamente debajo de la columna y la barriga se pronunciará.

Cuando la pelvis se pronuncia tanto hacia adelante, poniéndose asi, las articulaciones de las caderas justo enfrente de las rodillas y los hombros, pareciera que hay una curvatura en la espalda baja. A esto se le llama tener las caderas extendidas. Pero una vez que la alineación general del cuerpo está tan alterada con respecto a la gravedad, esta compensación casi siempre viene seguida de otras mas. La siguiente compensación más notoria es que se acentúa la curvatura de la espalda superior que incluso empuja la cabeza hacia adelante. A esto se le llama hipercifosis, que a mí me parece un nombre apropiado debido al gran trabajo que tiene que hacer el cuerpo para recrear la curva en la espalda baja. Si apilamos estas tres compensaciones, una encima de la otra, el cuerpo batallará para mantenerse erguido en contra de la ley de gravedad. No es sorpresa que las personas con este tipo de posturas estén siempre cansadas y adoloridas.

Pon atención en la inclinación de los hombros en la siguiente figura, notarás la tercera causa más común del dolor de espalda baja. Cuando los hombros están tan asimétricos en relación uno del otro, sabes que hay un problema. Por lo general esto causa dolor en tres lugares: la espalda alta, el cuello y la espalda baja. Para quienes la diferencia entre ambos hombros es de una pulgada o más (2.5 cm o más) el dolor por lo general se localiza en la espalda baja del mismo lado que el hombro más bajo. Estas diferencias tan obvias en la altura de los hombros casi siempre vienen acompañadas de problemas de alineación pélvica.

Si en estos casos la alineación pélvica no es problemática, se puede auxiliar a la espalda baja al estirar suavemente los tejidos blandos de la misma y el torso. Como ellos son responsables de la caída del hombro y la comprensión resultante en la columna vertebral, cuando los liberamos, a menudo conseguimos aliviar el dolor.

El concepto clave que siempre debemos de tomar en cuenta es que la desalineación de las articulaciones causa inestabilidad. Y como el cuerpo hará lo que pueda para recuperar estabilidad, su estrategia es usar espasmos musculares para crear una especie de corsé muscular. Si esto no se corrige, esta compensación muscular creará fatiga, luego irritación, seguida de acortamiento muscular como mecanismo de defensa. ¿Te suena familiar?

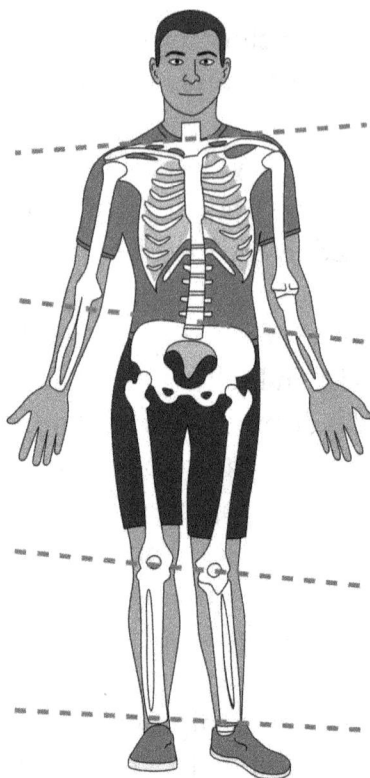

*Postura en cuña*

Así es como nace el Ciclo de Dolor – Tensión que discutimos en el capítulo 2. Cuando capas acumuladas de diferentes compensaciones musculares no agregan estabilidad suficiente, empiezan a aparecer posturas y patrones de movimiento bastante interesantes. Ninguna de ellas es cómoda ni saludable. Esta base de soporte desfavorable nos lleva a la siguiente expresión, por lo general dicha en los gimnasios donde se entrena con pesas: «Es como disparar un cañón desde una canoa». La frase se supone chistosa, pero un patrón de postura donde los pies apuntan hacia afuera como los de un pato, las rodillas se juntan y, encima de todo, una pelvis chueca, no es motivo de gracia. Es inestable, disfuncional y doloroso.

## 2. Balance Muscular (o la falta de este).

El primo de la desalineación es el desbalance muscular. El desbalance existe cuando un músculo impide que otro pueda permanecer y mantener su longitud de reposo normal. El desbalance también ocurre cuando un musculo le impide total amplitud de movimiento a la articulación por la que atraviesa.

Lo interesante de estos «primos» es que se afectan entre si de manera diferente. Por un lado, una desalineación traumática usualmente crea un desbalance muscular. Por otro lado, el desarrollo progresivo del desbalance muscular puede o no causar desalineación. Cuando sí sucede, es bastante obvio.

Por ejemplo, el caso más conocido de desbalance muscular afecta el cuerpo humano es, estereotípicamente conocida como "postura de la viejecita". El Jorobado de *Notre Dame* también le dió fama a esa condición. Formalmente conocida como Hipercifosis, ocurre cuando los músculos al frente del cuello, pecho y del torso se acortan tanto que toda la columna se flexiona hacia adelante. Los músculos que deben contrarrestar esta flexión frontal están patológicamente debilitados o han sido dominados.

La mayoría de las personas con postura hipercifótica padecen de dolor crónico de cuello y espalda, junto con dolores de cabeza. Debido a lo severo de sus síntomas crónicos, estas personas por lo general reciben terapia profesional para controlar el dolor. Pero si la terapia se enfoca en la espalda o en la parte posterior del cuello, está destinada a fracasar. Te explico por qué.

La razón por la que sus espaldas y cuellos están adoloridos es porque están siendo estirados excesivamente por los músculos del frente del cuerpo con un tirón constante. Las terapias que se enfocan en relajar los músculos adoloridos en la espalda y los músculos del cuello en realidad solo provocan que se estiren aún más. Este estiramiento casi siempre empeora la situación en lugar de mejorarla. Para que la terapia tenga éxito debe más bien enfocarse en relajar y estirar los músculos acortados del frente del cuerpo, ya que son estos los que están forzando a que la columna se doble hacia el frente. Son los músculos del abdomen y del pecho el blanco en esta estrategia.

La clave principal aquí ya la mencionamos con anterioridad; tus huesos son las columnas de tu cuerpo, y los músculos y tendones son los cables de amarre que mantienen toda la estructura levantada. Si estos cables de amarre no son iguales en términos de longitud, flexibilidad o fuerza, habrá desbalance muscular. Si son severos, estos desbalances causan perdida de la alineación del esqueleto y un detrimento en la funcionalidad física saludable. Tal vez no sientas nada de dolor; pero esto solo se debe a la capacidad de compensación que tiene tu cuerpo.

Recuerda que dichas compensaciones son temporales, es la manera en la que tu cuerpo gana tiempo hasta que puedas volver a la normalidad. Pero si eres como la mayoría de nosotros, andas caminando con un sin número de otras compensaciones musculares. Se han convertido en parte de tu repertorio regular de funcionamiento. Pero hay un precio a pagar por estas compensaciones; son bastante ineficientes, por lo que una vez que el primer intento de compensación se agota, el cuerpo prepara un segundo intento de compensación. Con el tiempo, estos problemas se van acumulando, inadvertidos y no deseados, como bolas de pelusa debajo de los muebles. En la mayoría de los casos ni siquiera nos damos cuenta, así que no hacemos nada mientras estos se van acumulando. En respuesta, nuestro cuerpo empieza a «envejecer» y perder funcionalidad, independientemente de nuestra edad.

Antes de pasar a la rigidez muscular, me gustaría agregar que otros desbalances musculares, menos obvios, pueden ocurrir en casi cualquier parte del cuerpo y pueden afectar a cualquier persona, a cualquier edad.

Una queja muy repetida a lo largo de los años es que hay músculos tan tensos/rígidos que no importa por cuánto tanto tiempo o qué tan frecuentemente los estiremos, simplemente no se relajan. Casi siempre son los músculos isquiotibiales (también llamado tendón de la corva, que se encuentra en la parte posterior del muslo) y los músculos de la espalda alta. La explicación es engañosamente sencilla: por más que lo intentes, el músculo tenso o rígido no va a estirarse pues ya está estirado. Es como una cuerda de guitarra excesivamente apretada, corre el riesgo de romperse mientras se está tocando, su rigidez hace que el sonido no sea el ideal, entonces lo que se hace es minimizar la tensión ajustando las vueltas dadas, ¿te imaginas si en lugar de hacer eso, se intentara estirar más la cuerda?

El impulso por estirar un músculo tenso es instinto humano, casi una respuesta automática. Pero en este caso, estirar músculos tensos o rígidos causa más daños que beneficios. Los músculos se tensan cuando no tienen longitud normal (en estado de reposo). Sin embargo, un músculo puede variar su longitud natural si está más corto o largo de lo que debería de estar en estado de reposo. La regla general dice que un músculo demasiado acortado o contraído debe ser estirado, pero un músculo que ya está muy alargado no se va a beneficiar si intentamos estirarlo más.

Cuando atletas tienen los cuádriceps acortados o contraídos, a menudo son presas de la situación descrita arriba. Su problema, de hecho, son cuádriceps acortados en comparación de sus isquiotibiales. Pero lo que ellos están experimentando o sintiendo por decirlo de alguna manera, es que sus isquiotibiales están tensos, rígidos. Estirarlos no va a ayudar en nada. La solución casi siempre depende en estirar los cuádriceps contraídos y acortados. Con esto reducimos la tensión tirante en los isquiotibiales. Tampoco quiero dar la impresión de que este proceso es fácil; cuando los isquiotibiales han estado sobre estirados por años necesitan entonces de un reentrenamiento para volver a su estado natural. Esto se puede lograr con ejercicios de fortalecimiento que los ayudan a recuperar su longitud normal en estado de reposo, lo que hará que tengan una relación más balanceada con los cuádriceps.

Un hecho interesante en este rompecabezas sucede cuando estiramos el grupo muscular de los cuádriceps/flexores de la cadera, por lo general esto tiene como consecuencia una mejora en la posición de la pelvis, lo cual tiene una influencia poderosa y normalizadora en los cuádriceps, los Isquiotibiales y en los críticamente importantes músculos de la cadera y del torso.

Cada que discuto condiciones crónicas en ausencia de una lesión obvia pienso en la palabra «terco». La mayoría de los casos de dolor crónico surge del desarrollo gradual de desbalances musculares. Por ejemplo, cuando los músculos de la espalda baja, los cuádriceps y los flexores de la cadera están muy cortos/ contraídos, estos dominan a los abdominales, glúteos y a los isquiotibiales. Las articulaciones facetarias en la espalda baja se hiperextienden y comprimen, lo que lleva a un problema común de postura. El signo más notorio de esta postura es una curva demasiado pronunciada en la espalda baja, se le conoce como hiperlordosis.

Si los desbalances musculares son lo suficientemente severos y el el resultado posicional persiste por mucho tiempo, eventualmente padecerás algún grado de dolor crónico de espalda baja. Pero como las condiciones evolucionan lentamente, el problema persiste sin que seas consciente de ello. Cuando finalmente el dolor ataca, la respuesta estándar es preguntarse: «¿Qué le pasa a mi espalda? No le hice nada». Es muy frustrante y confuso, muchos no pueden evitar preguntarse qué fuerzas tenebrosas conspiran para dar lugar a este problema misterioso. Probablemente ni siquiera tienen idea de que el proceso que les ha causado este dolor ha estado formándose por años, quizá décadas.

El alivio puede ser un proceso largo y lento, o quizás maravillosamente prometedor desde el inicio, tal y como le pasó a una paciente. Ella es una atleta con bastante experiencia en la pista de campo, que estaba padeciendo dolor crónico de caderas, muslos y espalda. A continuación, el correo electrónico que nos envió unos días después de su primera sesión:

«¿Te han estado zumbando los oídos? Me siento genial, lo mejor que me he sentido en años. Creo que es gracias a la sesión de tratamiento que tuve contigo. He hecho todos mis ejercicios de manera constante desde el domingo, una vez al día. Quería experimentar hacerlos a la par de tres sesiones de mi rutina de entrenamiento y mis ejercicios de levantamiento de pesas.

Noté una diferencia el viernes después de nuestra sesión. Por lo general practicamos algunos ejercicios con obstáculos y, no te rías, pero ¡me sentí más alta! Este tipo de entrenamiento nos ayuda con la movilidad y flexibilidad. Usualmente siento dolor y me quejo mientras los hago. Esta vez pude hacerlos dos veces y me siento muy bien saltando los obstáculos. Tengo más rango de movimiento cuando hago mis ejercicios... Estoy segura de que sabes a qué me refiero.

En cuanto a correr, he notado que corro sin miedo, sin tener cuidado con cada zancada que doy. La última parte del calentamiento incluye cinco zancadas. Mi primera zancada es casi siempre la peor; con frecuencia me siento rígida, con dolor en las rodillas y tensión en mis hombros. Si alguien me viera calentar le sorprendería saber que soy velocista, ¡Vaya! Inmediatamente noté una diferencia en mis pasos esta semana pasada; ¡son más rápidos y prácticamente sin dolor! El dolor que sufro en mi espalda baja es un dolor leve, siempre presente. Generalmente, al concluir el entrenamiento y durante el trayecto de regreso a casa, mantengo la calefacción activada en los asientos del carro para prevenir la aparición de calambres. Habitualmente experimento tensión y dolor, especialmente en la zona derecha de la espalda baja y la cadera. Después de esta semana el dolor es considerablemente menor».

Los cambios que ella describe ocurrieron durante la primera semana de exposición al *Protocolo de la Alineación Primero ©*. Su historia también nos ejemplifica que incluso los atletas de élite desarrollan desbalances musculares. Es rara la persona que aplica de manera consistente, suficiente demanda física balanceada en su cuerpo para mantener una postura y balance muscular saludables. El hecho de que estos desbalances los veamos por todos lados, yo creo, es la razón principal por la que la asimetría física se ha "normalizado".

Ahora veamos cómo el desbalance puede generarnos problemas de movilidad, que van desde un rango de movimiento excesivo, hasta uno demasiado restringido.


## 3. Movilidad (o la falta de esta).

Esencialmente, la movilidad es qué tanto puedes mover una articulación, sin ninguna influencia externa. Cada articulación en el cuerpo tiene un rango de movimiento considerado "normal.

Existe un rango de movimiento considerado excesivo y otro considerado insuficiente.

Para bien o para mal, el rango de movimiento insuficiente ha sido históricamente tratado con estiramientos. Pero desde hace ya un tiempo, algunos renombrados miembros de la comunidad de la rehabilitación han levantado la voz con respecto a la ineficacia de la estrategia de estiramientos para este problema. En ciertas instancias estoy plenamente de acuerdo con ellos. Muchos casos con una restricción de movilidad evidente, por ejemplo, son causados principalmente por la reacción del cuerpo a la falta de estabilidad. En estos casos es fácil demostrar que cuando incrementamos la estabilidad en el tronco mediante la contracción de los músculos del torso, rápidamente incrementamos el rango de movimiento en una cadera previamente restringida. Inmediatamente queda claro que no puedes eliminar este tipo de rigidez con estiramientos.

El mejor camino para dejar atrás una restricción de movilidad causada por la falta de estabilidad es reorganizar la posición del cuerpo y luego estabilizar las mejoras. Si es necesario usar algunos ejercicios considerados estiramientos para reorganizar posicionalmente el cuerpo, que así sea. Pero ten en cuenta que es la postura neutra lo que activa las mejoras en el sistema nervioso y los tejidos blandos y no el "estiramiento" de los músculos. No busco vilificar los estiramientos, solamente advierto que, como cualquier otra herramienta, algunas veces es apropiado y otras no.

Hay un problema de movilidad relativamente común del que extrañamente no me había percatado hasta hace algunos años. Fue gracias a Evan Osar, un experto en evaluación, ejercicio correctivo y movimiento integrativo, que lo trajo a mi atención. Él explicó que el cuerpo compensa la falta de movilidad en el torso creando movilidad extra en la columna, justo debajo de la caja torácica. Este disfuncional y a menudo doloroso efecto bisagra, no se puede remediar con algún tratamiento enfocado en el sitio donde se presenta el dolor. Tampoco es posible eliminar la hipermovilidad en el lugar donde se siente el dolor, sino hasta haber incrementado la movilidad de la caja torácica. Esta es una hermosa y clara ilustración que demuestra la naturaleza jerárquica del proceso de rehabilitación. No puedes pasar a la segunda casilla sin haber pasado antes por la primera.

Muy a menudo tu cuerpo revela tu Talón de Aquiles (tu punto vulnerable) a través de la hipermovilidad. Por lo general lo hace como respuesta a la falta de movilidad en otra parte. El ejemplo donde más puede ser reconocido este fenómeno es cuando la espalda baja se hiperextiende, al menos parcialmente, debido al acortamiento excesivo de los músculos flexores de la cadera. Y digo «al menos parcialmente» porque una espalda baja fuerte y estable no necesita ser hiperextendida. Sin embargo, por una cuestión de mecánica simple hay dos cosas que pueden ocurrir cuando los flexores de las caderas están acortados: la espalda baja se hiperextiende o las caderas se hiper flexionan. Solo existen estas opciones en este estira y afloja.

El cuerpo humano está refinadamente diseñado para moverse. Un cuerpo balanceado es tan eficiente que se mueve biomecánicamente de manera correcta y casi sin esfuerzo. Y aún así, un cuerpo desbalanceado también puede moverse sorprendentemente bien. Solo tiene que ser creativo y encontrar maneras de moverse a pesar de las restricciones de movilidad; y aunque eso no sea ideal, puedes vivir con un cuerpo así no te importa el desgaste acelerado y un "poco" de dolor crónico. Es una opción. Yo prefiero la opción de que resuelvas tus problemas evidentes de alineación. Esto te asegurará que recuperes un rango completo de movimiento en todas tus articulaciones mayores que soportan peso. Mejor aún, te llevará hacia el camino de una vida libre de dolor.

Y ahora, cambiemos el enfoque de rango de movimiento a la calidad de tu movimiento.

## 4. Estabilidad (o la falta de esta).

Un cuerpo propiamente organizado es una plataforma maravillosa diseñada para proporcionar estabilidad. Por ejemplo, cuando las piernas y articulaciones se doblan con soltura para ponerse en cuclillas, tus huesos y tejidos blandos colaboran esmeradamente para sostener el peso de tu cuerpo haciendo que la sentadilla sea cómoda y una posición de descanso. Estas interacciones entre huesos, articulaciones y músculos nos pueden causar dolor o librarnos de él.

Algunas personas querrán hacerte creer que la hipermovilidad (la habilidad de sobrepasar el rango de movimiento considerado normal en cualquier articulación) es una causa importante de dolor. Sin embargo, una búsqueda rápida en YouTube nos arroja muchos ejemplos de personas que tienen una movilidad asombrosa, aparte de la fuerza y coordinación necesarias para controlar esa movilidad. Ya hablamos de los "parientes cercanos" desalineación y desbalance, y consideramos su impacto en nuestra salud. Ahora veamos cómo estos "parientes" pueden causar inestabilidad y debilidad a través de la inhibición muscular. Que la debilidad observada sea realmente debilidad fisiológica o simplemente una pérdida temporal del control motor, son puntos discutibles, por ahora.

Un tipo de inhibición muscular es llamada inhibición recíproca, la cual ocurre cuando los músculos en un lado de una articulación se relajan y se alargan para adaptarse a los músculos que se acortan en el otro lado de la articulación. Todas las articulaciones son controladas por dos grupos de músculos opuestos que actúan de manera coordinada para permitir el movimiento. Cuando uno de estos músculos se acorta, el sistema nervioso inicia un grado de desactivación, lo que permite un alargamiento controlado del musculo opuesto.

Esta característica del sistema nervioso, sin embargo, se vuelve problemática cuando los controles se «atascan». Como es de esperar, este pequeño impedimento es causado por desbalances musculares crónicos y articulaciones desalineadas. Es difícil estar fuerte y estable cuando tu sistema nervioso, de manera repentina, puede "atenuar" o incluso "apagar" tus controles musculares. Al estar de pie y estático es muy probable que tengas la fuerza necesaria para proveer una cantidad aceptable de estabilidad. Pero al moverte, este aumento en la demanda de estabilidad quizás exceda tu habilidad de proporcionarla. Esta incapacidad para cumplir la demanda de fuerza y estabilidad que tu cuerpo requiere genera problemas, te vuelve susceptible a desarrollar patrones disfuncionales de compensación para estabilidad y movimiento. Ya sea que causen dolor crónico o lesiones recurrentes, estos problemas te dejan en un estado de vulnerabilidad. En otras palabras, te convertirás en un accidente esperando a ocurrir.

Gray Cook, un destacado fisioterapeuta, y Mike Boyle, un prominente entrenador de fuerza y acondicionamiento físico, crearon el Concepto Articulación por Articulación, con el que capturaron la atención de todo mundo –bueno, de todos los involucrados en la ciencia de la fisiología, práctica y rehabilitación–. Su concepto describía una manera totalmente nueva de ver al cuerpo que lo cambio casi todo.

Este modelo establece que, mecánicamente hablando, el cuerpo es un sistema de segmentos alternantes, estables y móviles. Los segmentos móviles toman ventaja de los segmentos estables para producir fuerza de manera efectiva. Como el *yin* y el *yang*, el concepto es simple, magnífico y real. Su relevancia en esta discusión de estabilidad (o la falta de) es la siguiente: cuando las articulaciones que se supone debieran estar estables se vuelven hipermóviles, pierdes estabilidad y tal vez ya tienes o estas en camino de tener dolor crónico. En este caso me refiero a la espalda baja y a la pelvis. Los problemas surgen porque el cuerpo está mal organizado posicionalmente, funcionalmente, o ambos.

Hay otro aspecto interesante, el otro lado de este modelo: los segmentos estables y móviles del cuerpo de hecho, pueden de hecho revertirse, intercambiar lugares. En lugar de estar estables, tu espalda baja y pelvis se vuelven más móviles de lo que tendrían que estar cuando tu torso está rígido y tus caderas tensas. Tu cuerpo está empezando a compensar en exceso y eso nunca es algo bueno. Una estrategia mucho mejor es entrenar a tu cuerpo a ser consistentemente funcional siguiendo el Concepto Articulación por Articulación. Esto te pondrá en la dirección correcta. Así como los calcetines se ponen antes que los zapatos, hay una manera apropiada en que debe se debe organizar el cuerpo. Si reconoces y respetas este principio tienes una buena oportunidad de vivir libre de dolor.

## 5. El Estrés (y tu sistema nervioso)

Hans Selye fue un endocrinólogo canadiense nacido en Austria que desarrolló un modelo teórico para explicar la respuesta del cuerpo humano al estrés; lo llamó Síndrome de Adaptación General, al que luego le cambió de nombre a La Respuesta al Estrés. Su modelo explica cómo responde el cuerpo a los retos o desafíos. Es un patrón predecible que tiene que ver con los sistemas nervioso y hormonal.

«Cada estrés deja una cicatriz indeleble,
*y el organismo paga por sobrevivir después de
una situación estresante envejeciendo
un poco».*
**—HANS SELYE (1907-1982)**

El Dr. Selye delimitó tres fases distintivas de la respuesta al estrés:

1. Fase de Alarma
2. Fase de Resistencia
3. Fase de Agotamiento

Él nos advierte que para cuando llegamos a la Fase de Agotamiento el cuerpo ha utilizado ya casi todos sus recursos para poder lidiar con el estrés. Con el tiempo, su habilidad para lidiar con estas situaciones se va reduciendo; esta reducción puede ser gradual o abrupta. Mientras tanto, el sistema inmune también se ve involucrado en este conflicto del que igualmente quedará agotado.

Las personas con dolor crónico normalmente viven en la Fase de Agotamiento de la Respuesta al Estrés; están abrumados y exhaustos, física y emocionalmente. Como mencionamos en el Capítulo 3 al discutir sobre las contribuciones genéticas del dolor crónico, serás mucho más vulnerable de estar en la Fase de Agotamiento si has heredado un sistema nervioso con baja tolerancia al dolor.

Recuerda que nada de lo que le hagas a tu espalda baja te hará sentir mejor si todo tu sistema nervioso está abrumado; éste tiene sus límites y cuando lo sobrecargas a menudo necesitas de ayuda apropiada para calmarlo, y eso es además de descifrar la pieza clave de la raíz de tu dolor crónico.

## 6. Malinterpretación (y expectativa)

Tiger Woods es un buen golfista. Algunas personas dicen que es el mejor jugador de golf de su generación y otros lo consideran como el mejor jugador de golf de todos los tiempos. Por desgracia, su cuerpo ha empezado a dar señas de no andar bien. No es necesario hablar de todas sus lesiones, lo que sí debemos preguntarnos es ¿por qué ha tenido tantas? Las opiniones al respecto son variadas, pero por lo general hacen referencia a su agresivo *swing* (movimiento para pegarle a la pelota de golf) y a su entrenamiento de acondicionamiento físico de fuerza. Muchos opinan que es muy musculoso como para tener una espalda saludable de golfista. Yo no estoy de acuerdo con esto.

Para mí, sus esfuerzos por estar cada vez más fuerte y crear un nuevo tipo de *swing* cada dos años es un claro ejemplo de una malinterpretación del problema; tales malinterpretaciones dan como resultado esfuerzos dirigidos en la dirección incorrecta. Yo creo que lo que tiene son problemas de alineación ósea. A pesar de todo lo que hace para mantenerse en forma y conservar sus excepcionales habilidades para el golf, la espalda de Tiger Woods es su talón de Aquiles, y temo que su falta de comprensión y corrección efectiva de la desalineación subyacente va a acelerar el término de su ilustre carrera deportiva.

Todos lo hemos visto antes; no hablo de lesiones agudas que terminan carreras, como la pierna rota de Joe Theismann o la columna fracturada de Michael Irvin, hablo de superestrellas plagadas de lesiones consecutivas, como Bill Walton (uno de los mejores centros de la NBA) y Tracy McGrady (uno de los anotadores de la NBA con más canastas en un solo juego). Malinterpretar las causas principales de sus problemas contribuyó a que sus carreras terminaran prematuramente.

En 1991 me encontré con un atleta a quien le pudo haber

pasado lo mismo. Así fué que conocí a Jason Herter, durante un entrenamiento de campo del club de hockey de los *Vancouver Canucks*, en Victoria, BC. Jason fue el primer jugador escogido por los *Canucks* en el *Entry Draft* (evento de fichaje) de 1989 de la Liga Nacional de Hockey (NHL, por sus siglas en inglés) y el octavo en general ese año. A mediados de su primer año en la Universidad de Dakota del Norte ya estaba categorizado como el mejor jugador disponible para el *Entry Draft* de la NHL en 1989. Ese año también estableció récords como defensa novato de la Universidad de Dakota del Norte.

Jason tenía un futuro brillante delante de él. Sin embargo, solo jugó un partido de la NHL en toda su carrera. Durante 10 años tuvo diferentes participaciones con la Liga Internacional de Hockey (IHL, por sus siglas en inglés), la Liga Americana de Hockey (AHL, por sus siglas en inglés) y la Liga Alemana de Hockey Sobre Hielo (DEL, por sus siglas en alemán). La historia oficial es que la carrera de Jason se vió obstaculizada por "problemas crónicos en la ingle", pero esto es un caso típico donde solo «describimos el agua», como vimos ejemplificado al inicio del capítulo 2. Problemas de alineación pélvica fueron las razones principales por las que Jason nunca pudo desempeñar su potencial como estrella de la NHL.

Esto lo sé porque cuando comencé a trabajar con él, Jason padecía de esguinces agudos y recurrentes en la parte baja del abdomen conocidos comúnmente como hernias deportivas. Yo estaba seguro de que se debían a que su pelvis estaba desalineada, pero en aquel entonces no sabía qué hacer al respecto. A pesar de lo frecuentes que eran, la mayoría de los otros doctores tampoco sabía cómo corregirlas; era muy frustrante. De hecho, fué esta frustración la que me ayudó a evolucionar como terapeuta y, entre muchas otras cosas, ahora ya sé cómo tratar de manera efectiva una pelvis desalineada.

La evaluación y el tratamiento son parecidos al trabajo de un detective; si puedes identificar el problema y rastrear su origen, por lo general podrás encontrarle una solución. Ya sabes que los desbalances musculares causan posturas disfuncionales. Sabes también que las disfunciones causan dolor e irritación en las articulaciones. Estar consciente de estas dos aseveraciones aumenta de manera dramática la posibilidad de que nuestro tratamiento sea exitoso. Y aunque si, hay problemas que tienen causas "misteriosas", es un verdadero desafío hacer un plan de acción que podamos seguir con confianza. Aunque al principio sea difícil determinar la raíz de un dolor en particular, entre más alineadas estén las articulaciones, el cuerpo irá revelando las verdaderas causas, entre más compensaciones acumuladas vayamos corrigiendo, mejor podremos desvelar la raíz del problema.

Y sí, lo sé, sin un plan de acción que nos ayude a enfocarnos es muy probable que los analgésicos se vuelvan tu herramienta terapéutica principal, pero apelo a la paciencia, diligencia y determinación, porque cuando entendemos el verdadero origen de un problema, es más fácil encontrar la motivación necesaria para seguir una estrategia lógica que apunte a la eliminación del problema para siempre. Un plan de tratamiento bien pensado por lo menos implica que la solución al problema es posible y quizás, esté a nuestro alcance. Esto nos ayuda a crear una expectativa de éxito, la cual ayuda significativamente a incrementar la posibilidad de resultados satisfactorios en cualquier esfuerzo o anhelo que se tenga.

Habiendo dicho eso, me consterna pensar en la naturaleza humana; pareciera que estamos determinados a encontrar atajos en los regímenes diarios de largo plazo, a pesar de que su eficacia esté comprobada. Te sorprendería saber lo seguido que me dicen cosas como la siguiente: «Estuve haciendo los ejercicios y me sentía muy bien, así que dejé de hacerlos poco a poco y ahora el dolor ha regresado».

Como la mayoría de mis colegas, yo también batallo para convencer a los pacientes de que el tratamiento para aliviar el dolor es un proceso, lo cual significa que va a tomar tiempo. Es cierto, hay quienes consiguen resultados muy buenos después de tan solo dos o tres visitas a mi clínica. Muchos otros sienten mejoría después de las primeras semanas de seguir con diligencia su prescripción de ejercicios correctivos. Pero en otros casos puede tomar meses, incluso años dejar atrás los desbalances y compensaciones complejas que se han ido acumulando en su vida. Unas cuantas semanas de seguir y conseguir hacer muy bien los ejercicios no pueden borrar décadas de mala alineación y malos hábitos de movimiento. Aún así, esos ejercicios pueden iniciar un proceso de mejora tal, que a muchos les resulta mágico. Pero eso es todo. Casi lo es.

Sin los analgésicos y sin complicados procedimientos médicos, una rutina de práctica diaria, durante un año o más, por lo general resulta en un dominio tal de los ejercicios que te hace ganar el derecho a "tomarte un tiempo de no hacerlos", sin que el dolor te recuerde regresar a ellos. La mayoría de las personas que se comprometen a dominar los ejercicios a este grado, casi siempre obtienen un respiro de grandes desbalances musculares, problemas de alineación y dolor crónico.

Ahora que tienes conocimiento y perspectiva de los seis problemas que con mayor probabilidad te causan dolor de espalda crónico, vamos a continuar y a hablar sobre los efectos de estos problemas.

**RECUERDA:**

Como me gusta decir, la buena noticia con la mayoría de los problemas de alineación es que estos son funcionales y no estructurales, por lo que pueden ser corregidos.

Esta postura más neutra puede no garantizar que el dolor cese, pero creará un entorno donde vivir sin dolor es posible.

# CAPÍTULO 5

# Partes Dolorosas

*«Divide cada dificultad en tantas partes como
sea posible y necesario para resolverla.»*
**—RENE DESCARTES**

Este capítulo habla sobre tu espina dorsal, vértebras y discos y la manera en la que tu cuerpo las maltrata con sus desalineaciones, desbalances y compensaciones. Debido a que es en tu espalda donde se expresan la mayoría de los problemas de postura, es de ayuda entender cuáles son las partes importantes, por qué duelen y qué puedes hacer para mejorarlas.

Pero primero hablemos brevemente de algunos conceptos erróneos que los pacientes comentan cuando hablan de sus espaldas. Muchos describen sus problemas de manera muy similar al siguiente comentario: «Me agaché para levantar una toalla y en eso me torcí la espalda» o «Creo que dormí chueco porque desperté con dolor de espalda». Sigo sin entender qué significa «dormir chueco», pero esa aseveración siempre me hace reír un poco, tampoco entiendo a qué se refieren con «torcer»; ¿qué pasa realmente en esos casos?

La respuesta se encuentra en la anatomía de tu columna vertebral. Sabes que la columna esta segmentada en vertebras y que cada vertebra conecta con otra. Lo que tal vez no sabías es que estas articulaciones se llaman «articulaciones facetarias» (ahora ya lo sabes), o que hay cuatro de estas articulaciones en cada vértebra: dos que forman una articulación con la vértebra superior y otras dos que se articulan con la vértebra inferior. Así es como todos los huesos en tu columna están ligados uno con otro.

Cuando flexionas tu columna (inclinado hacia adelante) las articulaciones facetarias se separan o abren. Cuando extiendes la columna (inclinado hacia atrás) las articulaciones facetarias se cierran. La mayoría de los casos de dolor de espalda son causados cuando una o más de estas articulaciones facetarias no se pueden mover apropiadamente. Específicamente hablando, las articulaciones facetarias pueden llegar a estancarse ya sea abiertas o cerradas. A veces no están completamente estancadas, pero son incapaces de moverse de manera fluida en un rango completo de movimiento.

Cuando una articulación facetaria se queda estancada cerrada o sin poder abrirse tanto como quisieras resulta doloroso agacharse o inclinar la espalda hacia adelante. Lo mismo pasa cuando una articulación facetaria se queda estancada abierta, resulta doloroso extender la columna, es decir, arquearse hacia atrás.

Cuando estamos tratando este tipo de disfunción articular, ayuda darse cuenta de que la articulación no está dislocada, tampoco «salido de control». La articulación sigue funcionando dentro de su rango normal de movimiento, solo que no se está moviendo apropiadamente. Por ende, la solución no es poner la articulación en el lugar correcto sino ayudarla a moverse como debe de hacerlo. Corregir este tipo de disfunción es la base tanto de la quiropráctica como de la osteopatía tradicional.

Muchos problemas de alineación estructural te dejan en riesgo de desarrollar disfunción de articulación facetaria. Por ejemplo, una pelvis que está más alta en uno de los lados ocasiona que la columna se incline un poco hacia un lado además de girar. Las articulaciones facetarias del lado hacia el que la columna se gira se van a cerrar más que las del otro lado. Si a esta condición se le deja persistir durante años, los tejidos blandos de ese lado de la columna se adaptan y poco a poco se acortan reflejando así esta posición articular más cerrada. Si luego le pides a estos tejidos, que gradualmente se acortaron, de repente se estiren más de lo que pueden, posiblemente te provoques una lesión de estiramiento excesivo, un desgarre muscular, y dicho desgarre va a hacer que el cuerpo, al tratar de protegerse de más lesiones, acorte esos músculos aún más.

Esto es un ejemplo de compensación muscular. Es la manera en la que el cuerpo aumenta estabilidad. Desafortunadamente, casi siempre ocurre a costa de ejercer una mayor presión mecánica en la articulación.

Esta presión excesiva genera irritación en los tejidos, en consecuencia, los músculos se contraen y esto nos lleva de vuelta a más presión articulatoria. Al final, esa pequeña compensación muscular se puede convertir en una espiral de dolor y disfunción que se autoperpetúa.

Con el paso del tiempo, los tejidos blandos que rodean la articulación se acostumbran a estar contraídos, y si esto se prolonga por años ocurre una «contractura», una forma más permanente de acortamiento en los tejidos blandos. En este caso los músculos tal vez no puedan regresar nunca a su longitud normal en reposo. Si se les deja así el tiempo suficiente, los cartílagos y huesos de la articulación gradualmente sucumben, es decir, se desgastan y se deforman. Cuando esta situación se presenta en la columna se le llama «enfermedad degenerativa del disco». Ninguna mejora en la alineación ósea o el balance muscular va a eliminarla; sin embargo, aún con lo terrible que suena, puede haber una mejoría. Si disminuyes la desalineación y reduces la compresión en las articulaciones puedes reducir los efectos de esta condición y retrasar, si no es que detener la degeneración y prevenir que continue.

Los problemas estructurales de nuestros cuerpos mantienen a los cirujanos ortopédicos ocupados «parchando» y remendando los problemas de cadera y rodilla. Menciono estas cirugías porque desde mi punto de vista, y el panorama que me da mi profesión a diario, me doy cuenta de que se llevan a cabo muchas cirugías de reemplazo de cadera y rodilla sin antes identificar y corregir el origen del problema de desalineación. Esta omisión contribuye a la reincidencia en las lesiones de más del 50% de las cirugías de ligamento cruzado anterior (LCA) en la rodilla; sí, el ligamento ha sido reparado y vuelto a unir de manera adecuada, y sí, la rodilla ha sido debidamente extendida y reforzada, pero una pelvis chueca y las numerosas complicaciones que desencadena son un riesgo latente para que la rodilla se lesione, otra vez.

Me gustaría compartirles un caso interesante: hace algunos años, un instructor de tai chi visitó mi clínica con un dolor incesante en la espalda baja y los glúteos que lo aquejaba desde hacía 25 años. Durante mi evaluación, me percaté de que su pelvis presentaba una considerable inclinación posterior. Después de describirle lo que encontré en su cuerpo y el por qué esto representaba un problema, me dijo que hacía 25 años su sensei (maestro) le había instruido a pararse con el coxis inmediatamente bajo la columna, en perpetua inclinación posterior pélvica, (en español es común describir esta inclinación como coxis escondido) y que durante todos esos años él siguió su consejo. Pude ver en ese momento cómo esto tenía sentido en su cabeza, dándose cuenta de que se había provocado el dolor de espalda él mismo. Le aseguré que este consejo es de ayuda para alguien con la pelvis muy inclinada hacia adelante, pues coloca a la pelvis, y por ende a las caderas y columna, en una posición más neutra y cómoda. Sin embargo, era evidente que este instructor no necesitaba de dicho consejo. Gracias a que su sensei trató de corregir un problema que no existía, ahora teníamos una espalda baja muy adolorida.

## Discos Intervertebrales

Con frecuencia me visitan pacientes a quienes les han diagnosticado discos herniados o protuberantes. Por alguna razón, se ha generalizado la creencia de que la única solución para estos casos es la cirugía, pero no lo es. La cirugía es apropiada en algunos casos, pero no siempre es la única solución. De hecho, las cirugías pocas veces corrigen el problema subyacente, por lo que no representan una solución real. Veamos con más detalle los discos intervertebrales para entender el porqué de todo esto.

La función principal de los discos es mantener un espacio suficiente entre las vértebras adyacentes. Las articulaciones de la columna están ubicadas de manera que puedan funcionar de forma correcta y que faciliten la entrada y salida de nervios y vasos sanguíneos entre las vértebras. Los discos también proporcionan un cierto grado de amortiguamiento a la columna.

Un disco intervertebral es como una dona con mermelada: hay un centro suave y gelatinoso, rodeado de una capa resistente y poco elástica. Todo el disco está unido a la vertebra, por arriba y por abajo, por filamentos de tejido conectivo. Estas uniones hacen imposible que el disco se salga de su lugar; lo que sí puede pasar, sin embargo, es que los músculos, fascia y otros tejidos blandos que rodean la columna pueden acortarse tanto que pueden forzar al disco a deslizarse un poco y sobresalir de entre las vértebras.

Imagina una galleta Oreo: el relleno representa al disco y las dos galletas representan a las vértebras. ¿Qué le pasaría al relleno si oprimes ambas galletas? Se aplasta y sobresale de la misma manera que lo hace un disco cuando dos vértebras se comprimen a la fuerza. Eso es un disco protuberante, esta aplastado y sobresale de los límites que no debería.

¿En qué es diferente un disco protuberante de uno herniado? Un disco herniado ocurre cuando, de hecho, hay una ruptura de la capa fibrosa que recubre dicho disco. Tus discos pueden soportar casi cualquier cantidad de presión vertical sin herniarse. Sin embargo, cuando un disco está tan aplastado y comprimido, no queda holgura en la capa exterior, entonces cualquier fuerza de rotación causará que las fibras exteriores del disco se rompan, si muchas de estas fibras se rompen el centro interno suave se ve forzado hacia afuera por entre las roturas. Imagina una dona, rellena de mermelada, que ha sido mordida; es así como se ve una hernia.

Tanto los discos herniados como los discos protuberantes pueden ser terriblemente dolorosos o pueden no doler nada, todo depende de si la protuberancia entra en contacto con una estructura sensible a la presión, como la raíz de un nervio. La compresión de la raíz de un nervio comúnmente produce dolor moderado a intenso en un lado de la espalda baja. Este dolor puede extenderse al glúteo, luego hacia la parte posterior del muslo, y a veces hasta el pie.

¿Qué puedes hacer si tienes un disco herniado o protuberante? Ya que la compresión de la columna es casi siempre la causa fundamental de estos problemas, cualquier cosa que minimice esta compresión será de beneficio. Hay muchas maneras de lograr este cometido, desde mesas de tracción sofisticadas y controladas por computadora hasta estiramientos dinámicos y sencillos. Ten siempre presente que tu cuerpo no va a poder corregir los acortamientos musculares si no se han corregido antes los problemas de alineación desde su raíz. A menos que padezcas de alguna complicación atípica, siempre habrá al menos una técnica de descompresión adecuada para ti. Si así lo haces, estoy seguro de que llevarás tu proceso de rehabilitación con un orden lógico y ordenado conforme a las pautas que El Mecánico Corporal establece en este libro.

También se puede aliviar el dolor causado por un disco herniado o protuberante si se recorta el disco (la parte que sobresale) para evitar que comprima a algún nervio cercano. La cirugía puede brindar un maravilloso alivio, pero es una solución temporal, similar a un parche. Así que por favor actúa respectivamente. La cirugía te permitirá ganar tiempo para lidiar con las verdaderas causas de tus problemas de discos. Este nuevo estado post operatorio, libre de dolor, no durará por siempre, así que date la oportunidad de reorganizar tu cuerpo y guiarlo hacia una postura más neutra. Realiza movimientos relajantes todos los días, regresa poco a poco tus músculos hacia un estado de equilibrio, encuentra la manera de hacerte a la idea de que es posible vivir sin dolor.

Una de las preguntas más frecuentes que me hacen los pacientes es si su dolor se debe a un nervio comprimido. Aunque los nervios pueden comprimirse o quedar atrapados, casi siempre el dolor que se asume es presión sobre un nervio es más bien causado por un fenómeno neuromuscular llamado "punto gatillo miofascial", comúnmente conocido como "nudo". A continuación, están las diferencias entre compresión del nervio, atrapamiento del nervio y punto gatillo.

## Compresión del Nervio

Se dice que un nervio está comprimido cuando la presión la causa un hueso o una estructura de tejido blando, como la de un disco de la columna. Un ejemplo clásico de esto es cuando un nervio se comprime al salir de entre los huesos de la columna. Este tipo de compresión puede ser ocasionada por un disco sobresalido, una hipertrofia ósea (hueso extra acumulado en la orilla de una articulación) o una o más vértebras desviadas.

## Atrapamiento del Nervio

También conocido como "aprisionamiento de nervio" o "pinzamiento de nervio". Se dice que un nervio está atrapado cuando la presión la causa un tejido blando, como un músculo, por el que pasa el nervio. Esto ocurre en pocas partes del cuerpo. El caso más común es cuando el nervio ciático es atrapado por el músculo piriforme (un músculo en los glúteos). El nervio ciático es el nervio más largo del cuerpo. Los estudios comprueban que en la mayoría de las personas el nervio ciático sale de la pelvis al lado del músculo piriforme. Sin embargo, es generalmente entendido que en un 10 y hasta 20 por ciento de nosotros, el nervio ciático pasa a través del músculo piriforme.

Cualquier cosa que fuerce al músculo piriforme a permanecer en una posición tensa permanente, ya sea contraída o estirada, casi con toda seguridad resultará en presión sobre el nervio ciático. Es compresión cuando el nervio se extiende junto a un músculo y atrapamiento cuando lo hace a través del músculo. Estos son los orígenes comunes de la *ciática*. Esta forma de ciática se llama *síndrome piriforme*. Pero si puedes enseñarle a tus caderas y pelvis a vivir en una posición neutral, entonces el músculo piriforme no tendrá razón para acortarse o tensarse, un músculo piriforme relajado significa decirle adiós a la ciática.

## Puntos Gatillo Miofasciales

Hay veces que las personas describen el dolor de maneras que no tienen sentido. ¿Por qué sientes dolor en la cabeza cuando aplico presión en un músculo de tu espalda alta? ¿Qué hay del punto en el omóplato que te hace sentir dolor en la mano? Las personas casi siempre dan por sentado que estos dolores surgen por la presión directa ejercida en un nervio. Sin embargo, estos son solo dos ejemplos mas comunes de síntomas causados por los *puntos gatillo miofasciales*.

Un punto gatillo es un área de tejido fisiológicamente hipoactivo, por lo general músculo, que cuando es estimulado se vuelve fisiológicamente hiperactivo. Un punto gatillo puede ser estimulado (que duela) ejerciendo presión en este o por medio de contracción muscular. La característica principal que distingue a un punto gatillo de cualquier otra área muscular adolorida y llena de nudos es la *sensación referida*. Una sensación es referida cuando se siente en cualquier otra parte distinta del punto gatillo. Cada punto gatillo encontrado en el cuerpo de una persona va a referir sensación en un patrón o lugar que es único. Al mismo tiempo, los puntos gatillo ubicados en el mismo lugar en distintas personas crean patrones de sensación referida sorprendentemente similares. Sé que todo esto suena contradictorio, pero así es.

Cuando hablamos de las sensaciones referidas por lo general hablamos del dolor, aunque no siempre es así. Un punto gatillo irritado también puede causar sensaciones de entumecimiento, hormigueo, frío, calor o debilidad. Los puntos gatillo pueden ser resultado directo de trauma muscular, o pueden desarrollarse con el tiempo por la sobrecarga crónica de los tejidos. Otros precursores comunes de los puntos gatillo son lesiones antiguas que no se han sido resueltas en su totalidad, los patrones incorrectos de movimiento al trabajar o al hacer ejercicio y la mala postura.

Si bien no es raro tener dolor ya sea por compresión de nervio o atrapamiento de nervio, tener dolor derivado de un punto gatillo es extremadamente común. De hecho, los puntos gatillo casi siempre son los responsables del acortamiento muscular y problemas de alineación que resultan en atrapamiento de nervio y problemas de compresión de nervio.

Hay varias técnicas de tratamiento para los puntos gatillo. Posiblemente la técnica más fácil y efectiva es la llamada *presión isquémica*, la cual consiste en aplicar presión suave sostenida sobre un punto gatillo (con tus dedos, el codo, una pelota de tenis, rollo de espuma etc.). Presionas solo lo suficiente como para obtener una incomodidad moderada. Otro punto a favor de esta técnica es que la puedes hacer tú mismo.

El truco de esta técnica es que la presión aplicada estimule al punto gatillo, pero sin que el cuerpo la interprete como una amenaza, es decir, sin que llegue a ser un dolor agudo punzante, por ejemplo. El punto gatillo se empezará a relajar en los siguientes 30 segundos si lo estás haciendo correctamente. Si no disminuye la sensación de incomodidad en esos 30 segundos, tal vez sea que estás aplicando demasiada presión. Espera un momento, déjalo descansar y vuelve a intentarlo con menos presión.

Para algunas personas los beneficios del tratamiento por presión isquémica se pueden prolongar si hay un calentamiento previo y un estiramiento posterior. Esta es mi técnica favorita de tratamiento para los tejidos blandos y es un complemento perfecto para los ejercicios de *El Protocolo de la Alineación Primero* ©.

En este capítulo hemos hablado sobre cómo las desalineaciones articulares y desbalance muscular normalmente causen compensaciones dolorosas incluyendo discos, nervios y puntos gatillo. Hemos, hasta este punto, desarrollado un mejor entendimiento acerca de los problemas de los problemas de dolor de espalda baja, pero ya es tiempo de tomar acción y hacer algo al respecto. En el siguiente capítulo comenzaremos a explorar los pasos específicos que puedes seguir para dejar al dolor en donde corresponde: en tu pasado.

## RECUERDA:

**Por alguna razón, se ha generalizado la creencia de que una vez que tienes hernias de disco o un disco protuberante/ deslizado, la única y posible solución es la cirugía. No lo es.**

# CAPÍTULO 6

# Qué Puedes Hacer al Respecto

«La vida no se trata de encontrarte *a ti mismo,*
*Se trata de crearte a ti mismo».*
**—GEORGE BERNARD SHAW**

Hasta este punto, confío en que te has dado cuenta del mérito que tiene convertirte en tu propio mecánico corporal. Has visto que muchos de los problemas de dolor en la espalda baja pueden resolverse y que la mayoría de ellos responden bien al método «hágalo usted mismo». El dolor, especialmente el dolor de espalda baja es un tema polémico, pero he compartido aquí los conceptos con los que la mayoría de los expertos están de acuerdo. He desmentido los mitos sobre el dolor de espalda baja, destacado los problemas más obvios que causan dolor y he explicado cómo se manifiestan a través de los tejidos del cuerpo. Llegó la hora de cumplir la promesa que te hice en el Capítulo 1, de que «lo puedes hacer». Empezaremos identificando las cosas que puedes hacer para preparar a tu cuerpo y poder aprovechar *El Protocolo de la Alineación Primero* al máximo.

Un conocimiento práctico de las cuestiones relevantes a las causas del dolor de espalda baja te ayudará a entender el porqué de tu problema; aceptar la importancia de la alineación biomecánica te ayudará a determinar qué hacer al respecto. Dicho esto, es importante tener cuidado con técnicas estructurales que hayan podido ayudar a otras personas; aunque el rumor parezca muy interesante, no se deben considerar como un consejo terapéutico. Tal vez la Técnica de Liberación Activa (ART, por sus siglas en inglés), la Estimulación Intramuscular o la Proloterapia funcionó para un amigo, no significa que vaya a funcionar para ti. Si pruebas una de estas terapias y no obtienes el mismo resultado que sí consiguió alguien más, no vas a saber si esto se debe a que:

1. El tipo de intervención terapéutica era inapropiado.
2. El tipo de intervención terapéutica era apropiado pero incompleto (se necesitaba otra intervención complementaria para atender el problema adecuadamente).
3. El tipo de intervención terapéutica era apropiado, pero fue administrado con inexperiencia (la receta era correcta, pero el cocinero cometió errores en la cocina).
4. El tipo de intervención terapéutica era apropiado pero las características únicas de tu cuerpo hicieron que te tomara más tiempo a ti que a tu amigo liberarte del dolor crónico (estás en el camino correcto, pero aún no llegas a la meta).

Muchas decisiones sobre la atención y alivio del dolor se basan en información que no es relevante. Antes de elegir una técnica para atender tus problemas de espalda baja es importante entender las causas de tu dolor. Si la desalineación de tu pelvis es la causa fundamental de los desbalances de tensión y desviaciones de columna, las posibilidades que resuelvas tu dolor enfocándote en la espalda baja es casi nula. La terapia de ondas de choque, la técnica de liberación activa y la terapia con ventosas (descompresión miofascial) puede que produzcan alivio a corto plazo. Pero como la raíz del problema no se encuentra en tu espalda baja, en realidad solo estás postergando las cosas y retrasando lo inevitable; tarde o temprano el verdadero problema se saldrá con la suya.

La única manera lógica de proceder es realizar una transformación biomecánica; entrenar a tu cuerpo a ser más eficiente conseguirá que, de manera natural, su carga mecánica y neurológica disminuya.

Unas páginas atrás hablé sobre la capacidad individual de manejar la estimulación al sistema nervioso. La comparé a la memoria de un teléfono celular y a cuántos archivos puede guardar. Cuando ya casi se ha llenado comienza a mandar mensajes de alerta para evitar una sobrecarga. Lo mismo hace tu cuerpo cuando te manda señales de dolor, es su manera de decirnos que se está llenando. ¿Qué harías entonces para disminuir la carga neurológica que tu espalda baja está tratando de manejar? No solo eso, ¿qué tendrías que hacer para aumentar la capacidad de tu cuerpo para que pueda manejar la carga neurológica que le llega? Estas son dos de las preguntas más importantes que te puedes hacer; las respuestas determinarán el camino que tomes para atender tu problema de dolor crónico de espalda baja.

Sin importar en qué etapa te encuentres en tu camino de rehabilitación de la espalda baja, esta reseña de *El Protocolo de la Alineación Primero* © te ayudará a maximizar la efectividad del proceso. Se tienen que tomar algunos pasos en este camino y, para maximizar las posibilidades de éxito, deben completarse en la secuencia descrita a continuación. Los pasos se sobreponen, pero para que sea más claro, los enlistamos de manera separada y distinta. Velo como tu lista conceptual de Cosas Pendientes Por Hacer:

1. Alineación—eliminar los problemas más obvios de alineación (tridimensional).
2. Movilidad—adquirir rangos normales de movimiento en las articulaciones principales que soportan peso.
3. Estabilidad—mejorar la capacidad de tu cuerpo para resistir la carga de la fuerza de gravedad y mantener el equilibrio.
4. Control motriz— mejorar los movimientos corporales coordinados.
5. Fuerza—aumentar la capacidad de tu cuerpo para aplicar fuerza.
6. Resistencia—incrementar tu capacidad corporal para realizar actividades de larga duración.

Esta lista refleja la importancia jerárquica de cada elemento. Como te podrás haber dado cuenta ya, hablo bastante sobre cómo una mejor alineación tiende a mejorar otras funciones corporales. Es por ello que la alineación es la primera y más importante medida tanto de tu situación actual como de tu progreso.

Una vez que los problemas de alineación más preocupantes se han eliminado, deberás centrar tu atención en la movilidad. Es sorprendente como los desbalances musculares que interfieren con una movilidad adecuada pueden causar estragos en habilidades funcionales de tu cuerpo y su bienestar. La movilidad se refiere a entrenar tu cuerpo, quizás por primera vez, a mover las principales articulaciones que soportan peso de manera que tengan un rango de movimiento completo considerado normal y saludable.

Una vez que empieces a ver mejoras en la movilidad, será momento de ponerle atención a la estabilidad y calidad de tus movimientos. No te estamos preparando para las olimpiadas, pero de cualquier forma necesitas realizar ciertos patrones de movimiento fundamentales de manera segura y controlada.

Las sentadillas profundas son excelentes parámetros para este propósito; ¿puedes mantener tus pies paralelos cuando las realizas? ¿Puedes mantener los talones en el suelo y las caderas más abajo que las rodillas? ¿Puedes evitar que las rodillas se junten? ¿Eres capaz de mantener la columna en una posición más o menos neutra? La mayoría de las personas pueden hacer todo esto, pero solo si se sostienen de algo para mantener el equilibrio. Si este también es tu caso, perteneces entonces a la mayoría. Con práctica podrás hacer este ejercicio correctamente, no te desanimes con tus primeros intentos. Al principio, la mayoría de las personas no pueden hacer una sentadilla profunda, aunque estén sosteniéndose de algo. Esto enfatiza el hecho de que, para desarrollar un control motor significativo, necesitas crear estabilidad y una base estable de apoyo, junto con la capacidad de transferir esa estabilidad hacia más arriba en el cuerpo.

Fuerza y resistencia, en la medida que sean necesarios para nuestros fines, son una consecuencia natural y deseada de los ejercicios del protocolo.

No necesitas ser un experto para identificar cuáles son tus desbalances. Puedes determinar si tu asimetría está en el lado izquierdo o derecho de tu cuerpo. También puedes darte cuenta si tu problema es de alineación. En cierta medida te es posible también evaluar tu propia movilidad, calidad de movimiento, y habilidades de fuerza y resistencia. Si la esencia de la rehabilitación es descubrir qué está haciendo mal tu cuerpo y después enseñarle como hacerlo mejor, entonces *El Protocolo de la Alineación Primero ©* es un excelente programa por seguir. Con el tiempo, el protocolo te guiará hacia la eliminación sistemática de tus desbalances.

Y ya sea que tengas aspiraciones más allá de la eliminación del dolor de espalda crónico o no, el protocolo beneficia casi a todos. No importa si eres mesero(a), levantador(a) de pesas, conductor(a) de orquesta o de un tren, con 99 o 19 años, los principios son siempre los mismos: adquiere una posición más erguida, luego gana movilidad. Muévete mejor y después hazte más fuerte. La progresión paso a paso de este proceso es igual para todos.

Aquí hay algunos de los tratamientos de rehabilitación que le enseño a mis pacientes para ayudarlos a maximizar sus resultados con los ejercicios del protocolo:

## ¿Hielo o calor?

Cuando alguien tiene algún tipo de dolor la pregunta siempre es: «¿Aplicamos hielo o calor?» Tradicionalmente, cuando se presentaban signos de inflamación como enrojecimiento, hinchazón o temperatura elevada, usábamos la receta clásica de hielo, (I.C.E., por sus siglas en inglés). Hielo, Compresión (vendar) y Elevación (poner la parte hinchada por arriba del nivel del corazón) son estrategias útiles para reducir la congestión de fluidos y reducir la incomodidad. Sin embargo, el uso del hielo ya no es tan popular como solía ser.

## Hielo

La teoría era que el hielo causaría una contracción de los músculos pequeños en los vasos sanguíneos del área hinchada, reduciendo así la inflamación y el dolor. Pero debido a que el hielo retrasa el flujo de los fluidos en los tejidos, las personas que desean una reducción más rápida de la inflamación, están optando por la acción de bombeo intermitente más eficiente de contracciones musculares. Esta práctica ha llevado a que menos profesionales en el tema instruyan a la gente a usar hielo para controlar el dolor y la inflamación de los tejidos lesionados o con irritación crónica.

El hielo sí tiene un efecto reductor del dolor, lo cual es una característica valiosa. Algunas personas todavía sugieren alternar entre frío y calor para reducir la inflamación sin crear estancamiento de sangre o de otro fluido en los tejidos. A pesar de que la ciencia parece apoyar esta práctica, los más férreos oponentes del hielo insisten que el uso del hielo debería desaparecer como lo hicieron los dinosaurios.

Originalmente, la receta era de hecho Reposo, Hielo, Compresión y Elevación (R.I.C.E., por sus siglas en inglés). Desde entonces, el reposo también ha ido quedando de lado. Ciertamente, tienes que respetar tu dolor, ese mensaje no cambiará nunca; sin embargo, incluso si sientes que no puedes levantarte de la cama, tal vez puedas realizar algunos movimientos suaves. Inclinaciones Pélvicas o Elevaciones de Pierna con Rodilla Flexionada pueden ayudar a disminuir la congestión de los tejidos y el dolor relacionado con este. Investigaciones actuales sugieren claramente que el reposo absoluto y la inmovilidad casi nunca son la mejor opción. Como creyente desde hace mucho tempo de los beneficios de los movimientos sin dolor, ya sea parado, sentado o acostado, me complace ver que la evidencia científica sigue apoyando esta idea.

La versión moderna y más apropiada de la receta tradicional puede que ahora sea Movimiento, Hielo/Calor, Compresión y Elevación (M.I.C.E., por sus siglas en inglés). He utilizado esta técnica con mucho éxito, aunque no he dejado de lado el hielo en su totalidad. Si eliges usar hielo, hazlo con prudencia. Al alternar hielo y calor, aliento a mis pacientes a usar hielo por 15 minutos y luego 5 minutos de calor. Por favor ten en cuenta que esta receta no es universal. Al usar hielo, más no siempre es mejor, y si hay inflamación aguda, cinco minutos de calor es demasiado tiempo.

Sin importar cómo quieras proceder, lo importante es minimizar la inflamación, siempre que sea posible. Hay muchas investigaciones que demuestran cómo la inflamación en las articulaciones puede interferir la capacidad motriz eficiente de los músculos que cruzan por dicha articulación. Entonces, ¿cuál es la conclusión? Realiza movimientos suaves y/o ligeros del área, si te es posible, y utiliza mis comentarios previos para guiarte en tu propio camino. Descubre qué es lo que funciona para ti, porque a fin de cuentas esa será tu mejor manera de proceder. Tú sabes mejor que nadie como se siente tu cuerpo. Actúa como un chef lo haría y condimenta al gusto, tu gusto.

## Calor

Cuando no hay evidencia obvia de inflamación, la aplicación de calor puede aumentar el flujo sanguíneo y la relajación neuromuscular en el área afectada. Un baño caliente, una botella con agua caliente o una almohadilla térmica eléctrica pueden ser efectivos en calentar y relajar los tejidos. Calentar los tejidos antes de estirarlos puede maximizar tus resultados. En efecto, he visto a varias personas beneficiarse mucho al hacer sus estiramientos en una tina con agua caliente.

Sin embargo, si tu incomodidad aumenta después de aplicar calor a tu espalda baja, tómalo como una señal de que estás en el camino equivocado. Experimenta. Suspende la aplicación de calor y ponle atención a la manera en la que tu cuerpo responde. Si ese cambio de dirección no ayuda, tal vez necesites cambiar tus tácticas y hacer las cosas a la vieja usanza. Con eso me refiero a utilizar hielo. Se curioso y consciente de como tu cuerpo reacciona. Tu habilidad para entender y reaccionar a los mensajes que tu cuerpo te manda te ayudará a sentirte más cómodo con este proceso.

## Compresión (vendaje)

Cuando es tu espalda baja la que está inflamada y adolorida, es difícil envolver o comprimir tu cintura para limitar la inflamación. A primera vista, pareciera que hay una gran variedad de vendajes, cinturones y fajas para la espalda que brindan soporte y comprimen la espalda baja. Normalmente, sin embargo, cuando la gente usa estos accesorios lo hace para tener más estabilidad, no para limitar la inflamación. Aun así, podrías envolverte una bolsa de hielo o una almohadilla térmica con una venda elástica para mantenerlos en un su lugar y, así, agregar el elemento de compresión en tus esfuerzos.

Como comentario aparte, una estrategia de compresión llamada *flossing* o *voo-doo flossing* es cada vez más popular en la comunidad deportiva de alto rendimiento. Kelly Starrett (experto en movilidad y movimiento humano) es promotor de esta técnica y tiene, junto con otros, videos en YouTube donde muestra la manera en la que se aplica esta terapia de compresión. Aunque no he visto que dicha terapia se use mucho para reducir la inflamación en la espalda baja, es una buena manera para limitar la inflamación y restaurar la movilidad en articulaciones periféricas como cadera, rodilla y tobillo, y por lo general cualquier cosa que mejore la movilidad de estas articulaciones contribuye al alivio del dolor crónico de espalda baja.

## Elevación

Cuando hablamos de elevación, nos referimos a levantar la parte del cuerpo inflamada a un nivel superior al del corazón. Esto mejora la circulación desde el área afectada hacia el corazón y acelera el drenaje en la zona inflamada. De la misma manera que la compresión, la elevación casi no se utiliza para reducir la inflamación en la espalda baja. Sin embargo, la inflamación en las articulaciones periféricas, como los tobillos o las rodillas, puede reducirse solo con acostarse de espaldas y poner las piernas sobre una pared. Tal y como lo mencionamos en la sección anterior, mientras mejor funcionen estas articulaciones, mejor es para tu espalda baja.

## Movilización

Cuando terminé mis estudios universitarios en 1989, el estiramiento era la única forma de auto movilizarse. Unos años después, fui presentado con la idea de utilizar un tubo de hule espuma para mejorar los posicionamientos durante los ejercicios en el piso. Uno o dos años después utilicé por primera vez un rodillo de goma espuma como forma de automasaje. Hoy en día se utilizan objetos de todo tipo de formas, tamaños y materiales para movilizar tejidos blandos y articulaciones.

Yo les enseño a todos mis pacientes a cómo usar ejercicios de piso para el autocuidado. Y en cuanto a herramientas y accesorios para el autocuidado se refiere, sigo el ejemplo de los renombrados fisioterapeutas Kelly Starrett y Brian Mulligan. También me he empezado a interesar en lo que hace Donnie Thompson, experto en fuerza y movilidad.

El Dr. Kelly Starrett, fisioterapeuta en San Francisco, es

considerado uno de los principales expertos en movimiento humano y movilidad a nivel mundial. Él utiliza bandas y pelotas de toda clase para los ejercicios de auto movilización y ofrece excelentes instrucciones de cómo hacerlo y videos en su sitio de internet thereadystate.com. Muchos de estos videos también están disponibles en YouTube.

Brian Mulligan es un fisioterapeuta de Nueva Zelanda que ha estado enseñando su marca personal de movilidad y automovilidad desde los años 1970s. Su trabajo implica utilizar una correa inelástica para sacar las articulaciones de posiciones de tensión y colocarlas en posiciones cómodas. Es fácil ver la influencia que él tiene en el trabajo de expertos más jóvenes como Kelly Starrett. Hay también algunos videos de YouTube donde se muestran las técnicas de Brian.

*Body Tempering* es la técnica más reciente para automovilidad. Fue desarrollada por Donnie Thompson, el primer hombre en levantar un total combinado de tres mil libras (1,360 kg) en una competencia de levantamiento de pesas de los llamados "levantamientos de potencia" (peso muerto, sentadilla y prensa de banca). Alcanzó la cúspide de su ilustre carrera como levantador de pesas entre sus 45 y 50 años. Siendo uno de los atletas de fuerza más exitosos de todos los tiempos atribuye mucha de su longevidad y de su carrera, casi libre de lesiones, al descubrimiento de lo que él llama Body Tempering.

Esta técnica consiste en utilizar uno o más rodillos de acero pesados para darle masaje al cuerpo de la misma manera que lo hace un rodillo de goma espuma; la diferencia radica en la colocación de ambos instrumentos en el cuerpo. Con un rodillo de gomaespuma movemos el cuerpo por encima del rodillo; con la técnica de Body Tempering el rodillo de acero va encima del cuerpo y alguien más lo mueve. El rodillo original de Donnie pesaba 135 libras (61.235 kilos). Desde entonces él ha experimentado con rodillos de diferentes tamaños y pesos. Puedes visitar la página de internet de Donnie en www.bodytempering. com para conocer más sobre esto. También hay varios videos en YouTube que te pueden servir.

Si te interesa probar las técnicas de Donnie, por favor hazlo con la debida atención y cuidado. Si eres novato en automovilidad, te recomiendo firmemente que explores las estrategias de Mulligan y Starrett en su totalidad antes de adentrarte en lo que Donnie Thompson propone. Creo que sus estrategias son excelentes, de hecho, yo uso Body Tempering para mí mismo; pero sin supervisión profesional, no es donde deberías empezar

## 1. Rodillo de Gomaespuma

Para esta técnica te vas a acostar encima del rodillo y a moverte sobre él, de manera que te des una forma de automasaje. Esta técnica mejora la circulación local; ubica los puntos gatillo en los tejidos blandos y ayuda a reducir el tono muscular excesivo. Es una muy buena manera de iniciar tu sesión de autotratamiento, pues un concepto fundamental de la terapia nos dice que al inicio el tratamiento debe de ser más general y luego, poco a poco se irá acotando, de manera que se haga más específico a medida que avanzas. El rodillo de gomaespuma te ayuda a lograr esto.

Otro uso del rodillo de gomaespuma es funcionar como un punto de apoyo; cuando te acuestas sobre él puedes crear un pivote que te permite doblar tu cuerpo como no lo hubieras podido hacer de otra forma. Por ejemplo, si tu columna está flexionada de manera crónica, es muy probable que tu espalda alta y la caja torácica estén muy rígidas. Acuéstate en el piso sobre tu espalda con las rodillas flexionadas, con el rodillo bajo el punto más prominente de la curva de tu espalda. Respira lenta y profundamente y permite que la gravedad haga efecto. Esta técnica puede ser sorpresivamente poderosa, pues a menudo nos revela un acortamiento en los tejidos blandos del abdomen y la cintura escapular.

## 2. *Body Tempering*

Como lo mencioné con anterioridad, la técnica de Body Tempering creada por Donnie Thompson es similar al uso de un rodillo de gomaespuma, pero también es distinta. Las similitudes radican en la manera en la que ambas ayudan a comprimir y crear movimiento entre diferentes capas de tejidos. Tejidos conectivos profundos, músculos y fascia superficial son comprimidos y movilizados de manera independiente.

Como te puedes imaginar, un rodillo pesado de hierro puede comprimir los tejidos y mover fluidos, dentro del cuerpo, hasta cierto grado que no es posible con un rodillo de gomaespuma. Este procedimiento provee una cantidad impresionante de relajación de los músculos en los que se aplica. Pero, como la técnica Body Tempering aún se encuentra en su fase de desarrollo, procederemos con cautela. Está claro que esta es una manera de aplicar una forma muy amplia de presión isquémica, pero los detalles de cómo el cuerpo responde neuro-fisiológicamente al movimiento forzado de fluidos fuera de los tejidos, aún está por ser definido. Mis experimentos con este procedimiento, tanto en mí mismo como en mis pacientes, han sido en gran parte exitosos, por lo que me interesa seguir acumulando experiencia y pericia.

## 3. Banda de Ejercicio

La banda para ejercicio a la que me refiero es una versión moderna y más duradera de la clásica banda de caucho. Puedes comprarlas en cualquier tienda de artículos deportivos; son muy conocidas y usadas en el ámbito de entrenamiento atlético y cada vez más populares como herramientas de ayuda en terapias tradicionales de rehabilitación. Estas bandas son particularmente útiles cuando les estas tratando de enseñar a las articulaciones, como hombros o cadera, que adquieran una postura más neutra. Puedes encontrar videos en línea de Kelly Starrett que muestran cómo se puede utilizar de manera efectiva esta estrategia.

## 4. La Correa de Mulligan

El tipo de correa inelástica que Brian Mulligan utiliza para su técnica de auto movilización, es un objeto especializado que solo se puede comprar en tiendas de artículos médicos. La movilización Mulligan es muy conocida en la comunidad profesional de rehabilitación, pero desconocida fuera de ahí. Hay algunos videos en YouTube que demuestran estas técnicas y el libro de Brian Mulligan titulado *Manual Therapy: NAGS, SNAGS MWMS, etc.* es una fuente magnífica para quien esté interesado en aprender más sobre este método.

## 5. Pelota Terapéutica

La humilde pelota de tenis solía ser la única pelota terapéutica, pero ahora es solo una de muchas opciones disponibles. En mi clínica tengo varias pelotas terapéuticas. Todas son herramientas excelentes de autotratamiento, sin importar su tamaño o densidad, en parte porque es muy fácil enseñar a usarlas de manera efectiva. Se pueden utilizar sentado: debajo del pie, glúteo o muslo; o de pie: entre el pecho u hombros y la pared. También se puede utilizar como se lo recomiendo a la mayoría de mis pacientes: acostado y moviéndote sobre ella.

No importa de qué manera lo hagas, sino que trates de encontrar los tejidos incómodos y tensionados que no son solo los responsables de circulación restringida y rigidez articulatoria, también son, muy a menudo, fuentes de dolor. Una vez que encuentres los tejidos ofensivos, intenta pone la pelota en el área más agudamente sensible y ajusta la presión hasta donde, a pesar de la incomodidad, te sea posible relajarte. Si la incomodidad no es excesiva, el dolor debe disminuir en no más de 30 segundos. Si no es así, intenta encontrar otro punto. Cuando la pelota se encuentra en el punto correcto y con la presión adecuada el dolor casi siempre cede en los primeros 10 segundos. Cabe recalcar que, la incomodidad al presionar algún punto sensible con la pelota debe ser tal que, puedas soportarlo sin problema, esto es, que tu respiración no se altere, que no provoque otros espasmos musculares en áreas circundantes, etc. Si la presión es demasiada, entonces puedes provocar mayor irritación local y espasmos en áreas circundantes, ninguna de esas cosas es en tu beneficio. Lo que buscas es estimular lo suficiente como para que los tejidos blandos se reajusten y cambien, pero no tanto como para que tu sistema neuromuscular se abrume más de lo que ya está.

Si los tejidos están más tensos y rígidos sin necesariamente estar agudamente sensibles, hay otra técnica que funciona de maravilla. Lo que haces es anclar esos tejidos a tu esqueleto subyacente con la pelota, luego, cuando mueves la articulación adyacente, produces una forma "hágalo usted mismo" de la Técnica de Liberación Activa. Esta es una excelente manera de resolver restricciones persistentes de movilidad. La encuentro particularmente efectiva para movilizar el hombro, cadera o tobillo, y tal y como lo mencioné con anterioridad, al mejorar su movilización estás contribuyendo al alivio de tu problema de dolor crónico en la espalda baja.

Una tercera técnica al usar pelotas terapéuticas es acostarse boca abajo sobre una pelota suave para reducir la rigidez muscular en la zona abdominal. Las pelotas de tenis o de *lacrosse* son muy pequeñas para lograrlo; las que funcionan mejor, después de haber experimentado con pelotas de muchos tamaños, según mi experiencia, son las pelotas de voleibol o de tamaño similar, pero un poco desinfladas, al igual que las pelotas que encuentras en la sección infantil del supermercado, son la que funcionan mejor.

Esta terapia con pelotas parece lograr varias cosas al mismo tiempo: tiende a reducir la hiperextensión de la espina lumbar al moverla mecánicamente a una posición más neutra, también aplica un poco de presión isquémica en los músculos abdominales que muy bien podrían tener alojados uno o dos puntos gatillo. Esto último nos brinda un beneficio extra pues, según algunos expertos, los puntos gatillo en el área abdominal contribuyen al dolor de espalda baja.

Cuando hablo de aliviar los puntos gatillo no solo considero la aplicación de presión con el codo, el pulgar o una aguja; la presión suave y más general funciona muy bien cuando el lugar localizado del punto de aplicación y la respiración son los apropiados. Quisiera añadir que, recostarte encima de un pelota de soccer algo desinflada, te da la oportunidad de intentar una técnica popularizada por la fisioterapeuta especializada en la eliminación del dolor Jill Miller, esta técnica consiste en acostarse sobre una pelota de soccer un poco desinflada y luego, de manera alternada, contraer y relajar los músculos rígidos del abdomen de la siguiente manera: primero inhala y empuja la pelota con los músculos abdominales por unos segundos, luego exhala y relaja los músculos abdominales en la pelota tanto como te sea posible. Repite. Esta puede ser también una oportunidad para practicar la respiración diafragmática de la que hablaremos más adelante en este capítulo. Practicar y trabajar en tu técnica de respiración solo toma unos minutos y como por lo general tiene buenos resultados, vale la pena intentarlo.

## Reeducación del Movimiento

El primer libro que leí al graduarme del colegio de masajes terapéuticos fue *Somatics: Reawakening the Mind's Control of Movement, Flexibility, and Health* (1988 Da Capo Press), de Thomas Hanna, en mi opinión, este sigue siendo uno de los mejores libros acerca del autocuidado físico. Thomas Hanna presenta de manera fácil de entender, explicaciones de los patrones comunes de postura disfuncional. Esto lo fundamenta con algunas historias de casos fascinantes y luego las integra con una serie de rutinas de ejercicios de piso diseñadas para optimizar tanto la postura como la funcionalidad física. Él acuñó el término «amnesia sensomotriz» que describe cómo a veces literalmente nos olvidamos de cómo coordinar una función motora saludable, en respuesta a las señales sensoriales que recibimos de nuestro entorno. Sus ejercicios "somáticos" fueron diseñados para restaurar dicha pérdida de consciencia sensorial y control motor. Recomiendo su libro ampliamente a cualquiera que esté interesado en este tema; de muchas mameras, es un complemento perfecto para todo lo que estamos hablando aquí, en mi libro.

Otro enfoque a la reeducación neuromuscular es la Estabilización Neuromuscular Dinámica o END (DNS por sus siglas en inglés) elaborada por el fisioterapeuta Pavel Kolar. Si consideramos la formación profesional y académica del Dr. Kolar, fisioterapeuta graduado y con un doctorado en pediatría, no es sorpresa ver que su enfoque se basa en la idea de que los niños desarrollan habilidades motoras en una secuencia predecible. Al estimular estratégicamente estas programaciones fundamentales de desarrollo en el cuerpo, podemos mejorar la función.

La estrategia END se ha vuelto muy popular y la usan muchos de los doctores más respetados en el círculo de la rehabilitación, y aunque no hay todavía libros disponibles con ejercicios de END de tipo hágalo usted mismo desde casa, no dudo que pronto los haya. Mientras tanto, hay profesionales de la salud entrenados en técnicas de END.

Si bien, la banda de ejercicio no solo es muy utilizada para movilizar y reposicionar las articulaciones, es también muy útil para reentrenar control motor. Por ejemplo, si al hacer una sentadilla se te dificulta evitar que una de tus rodillas se mueva hacia la otra, puedes utilizar la banda para mejorar esta disfunción biomecánica. Ancla la banda a algo fijo, como un mueble pesado o la manija de una puerta cerrada, pon el otro extremo de la banda por fuera de la rodilla, del lado que quieres detener, luego aleja tu cuerpo de donde la banda está sujetada, de manera que se ponga tensa. Ahora, cuando hagan una sentadilla, la banda va a jalar tu rodilla hacia adentro, lo cual es una exageración del patrón motor disfuncional. Vas a tener que esforzarte y jalar la rodilla hacia afuera con los músculos de la cadera de manera que se produzca un mejor patrón de movimiento. El practicar este ejercicio va a mejorar el control motor de la rodilla o cadera inestable de manera gradual, también mejorará tu habilidad de hacer el patrón de movimiento básico que es una sentadilla. Por cierto, si ambas rodillas tienden a juntarse, puedes utilizar el mismo procedimiento en cada una; de manera separada, claro.

## Balance

Estoy en contra de promover un entrenamiento de equilibrio demasiado pronto en el proceso de rehabilitación, pero una vez que la alineación y la movilidad están siendo gestionadas, hay lugar para este tipo de intervención; y hay una amplia variedad de herramientas que se pueden utilizar para este propósito.

Una manera fácil de comenzar es practicar las sentadillas profundas; es genial para el equilibrio ya sea estática o con movimiento activo. Pero recuerda lo que dije antes acerca de las sentadillas: al inicio, la mayoría de las personas son incapaces de hacer una sendilla profunda con algo parecido a un rango completo de movimiento. Es un hecho, la mayoría de las personas son incapaces de demostrar una relación posicional saludable entre las principales articulaciones que soportan peso. No dejes que esto te haga rechazar hacer sentadillas. Casi todos pueden lograr una versión aceptable de este si se permiten sostenerse de un mueble pesado, o del marco de una puerta, y, mejor aún, casi todos mejoran con la práctica.

Otra manera sencilla y fácil para incluir entrenamiento de equilibrio en tu programa es practicar pararte sobre una sola pierna, luego puedes intentar hacerlo con los ojos cerrados, pero hazlo a un lado de algo de lo que te puedas sostener en caso de perder el equilibrio (¡sí pasa!). Hay muchas otras maneras para incrementar la demanda de tu entrenamiento de manera segura. Pero por favor, ignora los videos de YouTube que muestran personas haciendo sentadillas con barras de peso parados en una pelota de ejercicio. Los riesgos asociados de estas prácticas, yo creo, son bastante obvios.

## Respiración diafragmática

Durante miles de años se han enseñado varias formas de respiración en las prácticas de artes marciales y yoga. Yo creo que es porque la mayoría de nosotros necesitamos aprender a respirar de manera más saludable; tendemos a inhalar utilizando los músculos de nuestra caja torácica, pecho y cuello, pero esa no es la función principal de dichos músculos. Si, están diseñados para asistir la función mecánica respiratoria, pero no para hacer todo el trabajo. Al usar estos músculos para impulsar la respiración, los estamos distrayendo de su capacidad de realizar adecuadamente sus trabajos principales.

El motor principal de la respiración, debe ser tu diafragma y por muchas y muy buenas razones. La respiración diafragmática es una gran herramienta para interrumpir el ciclo de tensión-dolor y para calmar el sistema nervioso. Las técnicas de respiración adecuadas contribuyen a normalizar la alineación y movilidad de la columna y la caja torácica. Además, la respiración apropiada puede considerarse una forma de entrenamiento de estabilidad ya que mejora la activación de los músculos profundos del abdomen.

Una recomendación común para la práctica de la respiración es inhalar y exhalar por la nariz, entre cinco y siete veces por minuto. Al reducir de manera intencional la frecuencia de tu respiración, estarás estimulando el sistema nervioso parasimpático (nuestra neurología de descanso y digestión) en lugar del sistema nervioso simpático (nuestra neurología de lucha y huida). Hay personas que creen que debemos esforzarnos por funcionar así todo el tiempo mientras que otros sugieren que solo debe de hacerse cuando hay dolor o estrés.

Un sistema de respiración que probablemente se originó en la India y que casi siempre se enseña en clases de yoga alrededor del mundo es inhalar por la nariz y exhalar por la boca. Coloca la punta de tu lengua en el paladar, justo detrás de los dientes. Primero inhala por cuatro segundos, sostén la respiración por siete segundos, luego exhala por ocho segundos. Repite estos tres pasos cuatro veces.

El doctor Andrew Weil, mundialmente reconocido gurú de la salud, es un defensor de la técnica que él llama «respiración 4-7-8». Hay una gran cantidad de videos en línea donde explica dicha técnica con más detalle. Él sugiere practicar esta técnica de respiración todos los días, para que, de manera gradual, puedan hacer dos sesiones de cuatro ciclos respiratorios, igual a la dosis máxima recomendada de ocho series diarias. Inténtalo y ve cómo te sientes. Ten presente que, si tu respiración es demasiado superficial, cualquier técnica nueva de respiración te supondrá un reto. Tal vez te atemorice mantener tus pulmones sin aire por un par de segundos. Sin embargo, dale tiempo, y ese sentimiento atemorizante se va a desvanecer. Mientras tanto, le estarás reduciendo la carga a tu sistema nervioso con solo cambiar la manera en la que respiras.

Los ejercicios de respiración que Thomas Hanna enseña en su libro *Somatics,* son radicalmente diferentes a la mayoría. Su enfoque incluye mantener la respiración y luego desplazar ese aire contenido, primero en el torso de manera vertical hacia arriba y abajo, y luego de manera diagonal. Yo lo veo como abdominales para el diafragma. El procedimiento de Hanna es una estrategia efectiva de re-educación, ya sea para aumentar la movilidad del torso o para permitir una respiración más relajada.

Una vez que domines la respiración diafragmática habrás dado un paso enorme hacia el control consciente de tu sistema nervioso. Dada la importancia general del sistema nervioso y el rol tan importante que tiene el oxígeno fisiológicamente, la respiración diafragmática es tal vez la forma más eficiente y rápida para mejorar la salud corporal. Si incluyes en tu rutina diaria, por la mañana y por la noche, uno de los ejercicios respiratorios mencionados con anterioridad, estoy seguro de que te estarás contento de haberlo hecho.

Este ha sido un capítulo muy amplio debido a las muchas y diferentes maneras en las que puedes ayudar a tu cuerpo a maximizar los beneficios del *Protocolo de la Alineación Primero©*. Te exhorto a empezar trabajar en tu respiración y en hacer la sentadilla profunda mientras avanzas hacia el siguiente capítulo. Proporciona un nivel práctico de asesoramiento para ayudarte a implementar el protocolo con éxito.

## RECUERDA:

**Enderézate, luego obtén más movilidad. Muévete mejor y entonces hazte más fuerte.**

**La respiración diafragmática es tal vez la forma más eficiente y rápida de mejorar la salud de todo el cuerpo.**

# CAPÍTULO 7

# Cómo Puedes Hacerlo

*«Muchas veces la gente dice que la motivación no es duradera. Bueno, la higiene personal tampoco lo es, por eso se recomienda hacerlo todos los días».*
**—ZIG ZIGLAR**

Las siguientes recomendaciones evolucionaron a medida que desarrollaba el Protocolo de la Alineación Primero. Si las consideras como referentes te pueden ayudar a realizar paso a paso los ejercicios del protocolo para corregir los problemas biomecánicos más comunes causantes del dolor de espalda baja.

Podrás darte cuenta de que a la mayoría de los ejercicios del protocolo por lo general se les considera de estiramientos, a pesar de que en realidad casi no involucran estiramiento en ellos. Músculos contra pares y grupos musculares, como los cuádriceps y los isquiotibiales, jalan en lados opuestos de las mismas estructuras óseas en una relación perpetua de forcejeo. Por ejemplo, si tu pelvis tiene rotación frontal pronunciada, tus músculos isquiotibiales estarán tensos de manera tirante, mientras que los cuádriceps estarán tensos de manera contraída lo cual hace que se acorten. Antes de leer este libro quizás hubieras querido estirar esos isquiotibiales que se sentían rígidos y tensos; pero ahora, ya sabes que el estiramiento casi nunca crea holgura y/o alivio duradero en los isquiotibiales. No podrá haber alivio mientras esos músculos estén tensos de manera tirante.

En cambio, si estiras los cuádriceps/flexores de la cadera, una o ambas de las siguientes cosas sucederán: idealmente, los cuádriceps/flexores de la cadera se relajarán y podrán estirarse y alargarse un poco, y aunque no pase nada más, el estiramiento y alongamiento de estos músculos disminuirá la tensión y traerá como resultado una mayor movilidad en esa cadera. Hay que aceptar que esto no garantiza una posición pélvica más neutra. Pero, espera, ¡hay más!, si los músculos isquiotibiales no han sido demasiado debilitados por la tensión tirante crónica, el forcejeo entre ambos grupos musculares debe de hacer rotar a la pelvis de vuelta a una posición más neutra. Esta recolocación de la pelvis es una mejora significativa, y si también hay un alargamiento por el estiramiento de los cuádriceps y flexores de cadera acortados, mucho mejor.

Y ahora, ya que el protocolo tiene mucho que ver con el estiramiento, aquí está el resumen y el meollo del asunto.

## Estiramiento

Mi fuente referente para el estiramiento se llama *The Stark Reality of Stretching* (La Contundente Realidad del Estiramiento), escrita por el Doctor Steven Stark. Este libro está inundado de referencias a investigaciones científicas que apoyan su afirmación de que el estiramiento moderado y constante es el método más eficiente para alargar músculos acortados. Si tu interés en el estiramiento va más allá de lo que aquí comparto de este tema, recomiendo con vehemencia el libro del Dr. Stark; no he conocido a nadie que sepa más sobre el tema o, en todo caso, tampoco acerca del funcionamiento del pie y el tobillo.

## ¿Qué es un estiramiento?

Los alumnos de primer año de anatomía y fisiología en la Universidad te dirán que el estiramiento muscular ocurre cuando las fibras proteínicas superpuestas de las células musculares se deslizan una al lado de la otra en la dirección que alarga el músculo.

Esta definición es sencilla y fácil de entender, pero, por desgracia, no aplica en todos los estiramientos; muchos no resultan en la elongación del músculo o grupo muscular deseado, incluso algunos estiramientos pueden causar lesiones musculares o articulatorias si no se realizan con la técnica correcta o con los ejercicios apropiados. El estiramiento agresivo puede ser contraproducente para conservar elongación muscular, esto se debe a que si cada vez que estiras también activas el reflejo de estiramiento entonces tu cuerpo se tensa para protegerse. Este reflejo dificulta llevar a cabo mejoras duraderas en el rango de movimiento. Solo para ser claros, el reflejo del estiramiento es una contracción natural del músculo como respuesta a un jalón repentino o fuerte en el mismo.

Algunos estiramientos logran alargar el músculo, pero solo por un tiempo. Por lo general, esta reacción no se debe al estiramiento mismo, sino a que tu cuerpo no se siente seguro como para dejar de tensar los músculos como lo ha venido haciendo; se resiste para protegerte.

## ¿Por qué estirar?

La respuesta más corta es, lo usas o lo pierdes. A medida que envejecemos se hace más importante tener un régimen diario de actividad física; es la mejor manera de mantener buena alineación estructural y un rango de movimiento articulatorio saludable. Las articulaciones principales que soportan peso (tobillos, rodillas, caderas y columna vertebral) están diseñadas para durar toda la vida. Si sabemos cuidarlas, ellas te cuidarán también a ti. Una rutina diaria de estiramientos que puedas mantener a largo plazo es lo más adecuado para lograrlo.

Estoy consciente de lo aburrido que resulta la idea de una rutina diaria de estiramientos, pero si con ello podemos evitar el dolor crónico, creo que vale la pena intentarlo. Casi te puedo garantizar que te sentirás mejor y, si consideramos la prevalencia del acortamiento muscular adaptado, también podrías dormir mejor.

¿Qué es el acortamiento muscular adaptado? Es un proceso natural de tensión muscular al que todos estamos expuestos. Se presenta todo el tiempo, las 24 horas del día, los 7 días de la semana, y no nos daríamos cuenta de ello si usáramos con regularidad todas las articulaciones en su rango total de movimiento, pero la mayoría de nosotros no somos tan activos de manera consistente.

Es por ello que todos necesitamos una variedad de movimientos continuos para mantenernos físicamente saludables. Si tus actividades diarias no te brindan suficientes oportunidades de movilidad física, entonces necesitas apartar un tiempo y para establecer una rutina diaria de ejercicios que funcione para ti. Es simplemente una cuestión de darle mantenimiento al cuerpo. Primero estira para organizar tu cuerpo en una postura más saludable; después estira para convertir esa postura en una movilidad más saludable; finalmente, estira para conservar los beneficios adquiridos por tu postura y movilidad mejoradas.

Último comentario; este es un ejemplo de acortamiento adaptado. Supongamos que tu brazo se fracturó y tiene que estar inmovilizado en un cabestrillo por varios días. Si no haces un esfuerzo por estirar regularmente el codo mientras sana tu brazo, será luego muy difícil hacerlo. Esto pasa porque, con el tiempo, los músculos que flexionan tu codo se han ido acortando gradualmente como respuesta al uso que tu cuerpo les ha dado, o en este caso, a la falta de su uso.

## ¿Qué músculos debo de estirar?

Soy un gran defensor de los programas de movilidad que brindan resultados duraderos. Para que esto suceda, primero que nada, el proceso debe presentar mejoras en la alineación. Estoy totalmente comprometido con esta postura inicial de la alineación es primero porque hay patrones básicos de alineación que nos sirven como puntos de referencia.

Nosotros, los humanos tal vez somos tan únicos por fuera como son los copos de nieve, pero por dentro, la similitud de nuestra fisiología es sorprendente, especialmente en lo que se refiere a los problemas que rodean las causas más comunes del dolor lumbar, mejor conocido como dolor en la espalda baja. Estas similitudes nos permiten guiar nuestros cuerpos disfuncionales hacia una línea base común de alineación y función. Esto aplica para casi todos nosotros; aunque, temo decir, si tu fisiología está en los extremos de la curva de Gauss con respecto al resto de nosotros, entonces ni en este ni en ningún otro libro encontrarás respuestas a tus problemas.

A inicios de mi carrera buscaba evaluar el rango de movimiento articulatorio en cada paciente nuevo; me parecía que era importante determinar sus principales restricciones motrices. Sin embargo, al paso del tiempo, me di cuenta de que cuando las personas practican el Protocolo de la Alineación Primero (*The Alignment First Protocol* ©), su alineación básica casi siempre cambia, así como sus rangos de movimiento. También me di cuenta de que al permitir que el proceso actúe por sí solo, los mismos ejercicios, un poco menos personalizado, caso tras caso, parece ser lo más eficaz. Como ocurre con muchos otros procesos, parece que el protocolo en su conjunto es mayor que la simple suma de sus partes.

Las evaluaciones funcionales realizados una vez que ya hubo cambios, casi siempre nos dan más información que los valores de movilidad registrados con anticipación. Esta observación ha reforzado mi creencia en la importancia de normalizar la alineación del esqueleto; es el primer y más importante paso que hay que dar en la rehabilitación de cualquier problema de dolor crónico.

Por lo tanto, cuando la gente me pregunta «¿qué es lo primero que debo de estirar?» contesto más bien con una explicación que con una simple respuesta. Históricamente, la regla era: estirar el músculo responsable de la mayor disfunción, ya sea de alineación, movilidad o malestar. Ahora, mi recomendación es que domines el Protocolo de la Alineación Primero, (*The Alignment First* Protocol©) porque con ello cambiará tu perspectiva sobre cuál es tu disfunción principal; casi te puedo garantizar de que será diferente de lo que percibías que era tu mayor disfunción, antes de comenzar con tus ejercicios. Esta característica de auto-personalización del protocolo te ayudará a apuntar en la dirección correcta.

## ¿Por cuánto tiempo debo mantener un estiramiento?

La pregunta que más se hace sobre el estiramiento es «¿Por cuánto tiempo debo mantener un estiramiento?» Esta pregunta ha generado mucho debate entre los profesionales de la salud y los expertos en entrenamiento físico, y también ha propiciado mucha investigación sobre el funcionamiento muscular. El consenso es que no hay un rango de tiempo ideal para mantener un estiramiento. Aquí está el por qué:

La manera más eficiente para estirar es comenzar sin tensión en el músculo por atender. Luego, poco a poco te mueves lentamente a una posición en la que puedes sentir cierta tensión de estiramiento en el musculo objetivo. Mantén dicha posición hasta que sientas que la tensión inicial empieza a desaparecer. Para poder alargar el músculo hay que repetir este proceso. Hazlo con cuidado, de manera ligera, si estiras el músculo con agresividad vas a activar el reflejo de estiramiento (una contracción en el músculo en respuesta a un jalón repentino o fuerte). Cuando eso sucede, el músculo no podrá alargarse sino hasta que el reflejo desaparezca y el músculo pueda regresar a su longitud original en reposo.

El procedimiento descrito arriba está comprobado científicamente como el método más eficiente y eficaz de estiramiento. Pero por simple que parezca, muchas personas no están acostumbradas a ponerle atención a las sensaciones de su cuerpo. En mi experiencia, las personas no tienen la paciencia y la dedicación necesarias para utilizar este método con éxito.

Por dicha razón, casi siempre les pido a mis pacientes y participantes del protocolo que mantengan sus estiramientos por un minuto; de esta manera es muy poco probable que sobrecarguen el músculo y terminen lastimados. Y a pesar de que no hay ninguna investigación que apoye este planteamiento, la mayoría de las personas parece estar dispuesta, lista y capacitada para hacerlo y aplicarlo en sus estiramientos. Mas importante aún, parece darles resultado y contribuir a sus logros.

Si prefieres maximizar el beneficio en cada estiramiento te sugiero seguir la estrategia que expliqué tres párrafos atrás, conocida como *least sensation/first awareness* (menor sensación

/primera percepción), y no utilizar el cronómetro. Puedes conocer más sobre esta estrategia y sobre la ciencia del estiramiento en el libro *The Stark Reality of Stretching* del Dr. Steven Stark.

Ahora, para cimentar más tus conocimientos sobre las bases del estiramiento, analicemos los errores más comunes al estirar:

## 1. Estirar sin calentamiento previo

Ya sabes que debes realizar algún tipo de calentamiento antes de hacer ejercicio. Para rutinas de estiramiento y movilización, el calentamiento aumenta el flujo sanguíneo y, tal cual, calienta los tejidos suaves del cuerpo. Esto mejorará la habilidad de tus músculos para relajarse y alargarse. Una caminata vigorosa, algunos saltos estrella o darse un baño caliente son solo algunas de las maneras en las que puedes preparar tus músculos para maximizar los beneficios de tus ejercicios de estiramiento y movilización. Pruébalas y encuentra la que funciona mejor para ti.

## 2. Estirar «demasiado fuerte»

Al utilizar demasiada fuerza al estirar un músculo es casi seguro que activaremos el reflejo de estiramiento, una respuesta neuromuscular automática que funciona como mecanismo de defensa. Cuando los sensores en los tendones sienten un jalón abrupto o muy fuerte, el músculo se activa para contraerse y acortarse; está tratando de protegerse de una lesión y eso es bueno. Sin embargo, la contraparte de esta contracción es que entorpece la relajación muscular necesaria para facilitar algún alargamiento muscular duradero. En su lugar, todo lo que consigues es el efecto de banda elástica: un estiramiento temporal y un acortamiento subsecuente. Es como si estiraras una liga y luego la dejaras encogerse de nuevo.

La experiencia y la investigación nos han enseñado que el procedimiento estático de estirar y sostener es un método efectivo y seguro de estiramiento. Sin embargo, aún veo a personas que utilizan los estiramientos balísticos. El estiramiento balístico, también conocido como cinético, es aquel que se realiza a través de lanzamientos, oscilaciones, y rebotes abruptos entre un estiramiento y otro. Este tipo de estiramiento no ayuda a incrementar la longitud de los tejidos ya que activa el reflejo de estiramiento.

El cambio abrupto y fuerte de tensión en músculos y tendones asociado con el estiramiento balístico puede causar esguinces musculares y, en casos extremos, también lesiones en articulaciones y tendones. Hay quienes creen que si utilizamos menos fuerza al estirar, de manera que evitemos lesiones, el estiramiento deja de ser peligroso. Estos movimientos nos pueden servir como estrategia de calentamiento si los ejecutamos dentro de límites racionales. Cuando se utilizan de manera correcta, por lo general se les llama estiramientos dinámicos (*dynamic stretches*), pero no te dejes confundir por este nombre; estos movimientos no son estiramientos.

¿Conoces el término *estiramiento activo*? Se refiere al entrenamiento que realizas por ti mismo. Por otro lado, el *estiramiento pasivo* es cuando alguien más te estira. El estiramiento *activo-asistido* es cuando estiras lo más que puedes y luego otra persona te aplica presión extra para moverte más allá de lo que podrías por ti mismo. En la mayoría de los casos, el uso de presión extra no es una buena idea; pero si de todas formas lo quieres intentar, te recomiendo que te asegures de que la persona que te va a ayudar a estirarte sea experta en ese campo, de lo contrario te puedes arrepentir de no haberte asegurado.

Incluso si trabajas con un experto, ten mucho cuidado y mantén comunicación durante todo el proceso. No importa qué tan experto/a sea, nunca podrá sentir lo que pasa dentro de tu cuerpo, solo tú puedes hacerlo. Y lo que sea que hagas, no permitas que nadie te quiera convencer del enfoque «sin dolor no se gana» en este caso.

Si eres de los que aplica dicho enfoque en los retos de la vida, déjalo de lado mientras lidias con tus problemas de espalda baja. Aguantar ese dolor solo te generará más sufrimiento. En cualquier momento que sientas que los ejercicios te causan dolor agudo, por favor para inmediatamente; no hagas nada que te genere más dolor, aunque algún experto te haya dicho que no importa, que lo que quieres hacer está bien. Cuando sientas dolor, trata de utilizar menos presión; si eso no te hace sentir mejor, entonces ve al siguiente ejercicio. Puedes volver a intentarlo al día siguiente, después de todo, la reorganización de la postura es una carrera de resistencia y no de velocidad. Y recuerda: casi todas las investigaciones coinciden en que los mejores resultados se consiguen con poca fuerza, larga duración y estiramiento estático.

### 3. No poner suficiente atención en el músculo que estás tratando de estirar

El verdadero secreto para un estiramiento efectivo es poner total atención a las sensaciones en el músculo que estas intentando estirar; esto ayuda a entender qué es lo que se supone que pase dentro del músculo para que este pueda alargarse y no solo estirarse y luego contraerse, como una liga elástica. Cuando te enfocas lo suficiente en la tensión ejercida en el musculo mientras haces el estiramiento, podrás identificar cuánta tensión es necesaria para permitir que el músculo se relaje y se alargue. A medida que practiques este tipo de estiramiento, notarás que tu sistema neuromuscular irá aprendiendo a permitir que tus músculos se relajen y estiren con mayor facilidad y rapidez, conforme pase el tiempo.

## 4. Mala postura

Existen dos problemas clave relacionados con una mala postura durante el estiramiento. El primero se da cuando la postura es tal que ejerces un estrés o carga anormal en una articulación; el ejemplo más común es el estiramiento del vallista. Este estiramiento se supone que es solo para los músculos isquiotibiales, pero lo que en realidad pasa es que mientras estas enfocado en estirar los músculos isquiotibiales en una pierna, en la otra tuerces y pones en riesgo a la rodilla. *Shin Box* es otro estiramiento que puede ser de mucha ayuda, pero requiere hacerse con mucha precaución para asegurarse de que se haga de manera segura. Siempre realiza tus estiramientos dentro de un rango de movimiento en el que no sientas dolor, así lo harás de manera segura y obtendrás los mejores resultados.

El segundo problema, e irónicamente el menos atendido, tiene que ver con ponerte en una postura que literalmente le impide al músculo poder relajarse y alargarse. Por esta razón, desconfío de casi todos los estiramientos para los músculos de la parte baja del cuerpo que requieren que estés de pie, ¿cómo es posible que los músculos isquiotibiales se relajen y alarguen si los estás utilizando para sostenerte? Incluso los estiramientos para cuádriceps mientras estás de pie no son muy eficaces. Es verdad, el músculo que estas estirando no está cargando peso, pero el problema está con los cuádriceps de la otra pierna; ahora están cargando todo el peso del cuerpo y se molestan y te acusan por decirlo de alguna manera, mandándole una señal neurológica de emergencia a los músculos que estás tratando de estirar. Es contraproducente. Una mejor idea es intentar una de las versiones de este estiramiento en las que los músculos no estén cargando peso al hacerlos, por ejemplo, las versiones que te requieren estar acostado o sentado en el piso.

## 5. Estirar el músculo «equivocado»

Es normal pensar que un músculo necesita estirarse cuando sentimos que está tenso. Asumir esto puede ser un error porque es igual de común que un músculo este tenso de manera tirante, a diferencia de estar tenso de manera acortada. Y obviamente, si el musculo está tenso de manera tirante, estirarlo aún más no va a ayudar. En tal escenario, el verdadero culpable es el músculo contraparte acortado que jala, estira y tensa al otro músculo. Es este musculo acortado y contraído el que necesita ser estirado si lo que buscamos es balance y comodidad muscular duradera.

Dos ejemplos clásicos de este fenómeno involucran a los músculos isquiotibiales y a los pectorales. Ya he mencionado que muchas veces las personas quieren estirar sus músculos isquiotibiales cuando lo que en realidad deberían de estirar son los cuádriceps, que están acortados. Un desbalance similar ocurre en los músculos pectorales y los músculos que están entre los omóplatos. Es muy común que los músculos pectorales y del abdomen superior con acortamiento crónico dominen y debiliten a los músculos entre los omóplatos.

Este desbalance por lo general causa que los hombros se jalen hacia el frente y hacia abajo, lo cual genera dolor crónico en los hombros, espalda alta y cuello. En tales casos, estirar la espalda alta, cuello y manguito rotador no va a funcionar. Solo habrá alivio cuando los músculos pectorales y delanteros de los hombros se hayan alargado, pues esto permitirá que la parte superior del cuerpo vuelva a adquirir una postura más neutra y cómoda.

Añado que el propio cuerpo genera acortamiento muscular de forma intencional para tratar de estabilizar los segmentos débiles y/o inestables del cuerpo. Por ejemplo, será inevitable que batalles para estirar los músculos internos de los muslos si estos están tensos a propósito porque tu cuerpo está tratando de estabilizar la pelvis y/o muslos.

Vale la pena mencionar que muchas personas se refieren a los ejercicios del Protocolo de la Alineación Primero, como «mis estiramientos», sin embargo, estos están diseñados para reorganizar el cuerpo, posicionalmente. Muchos de estos ejercicios tienen la palabra «estiramiento» en su nombre, pero, su valía para nosotros, en este enfoque es como nos ayudan a reposicionar el cuerpo a una postura más balanceada y neutra. Es esta postura mejorada lo que le ayudará al cuerpo a adaptarse y a lidiar con las presiones de la vida diaria.

## 6. Frecuencia

Al inicio les pido a mis pacientes que hagan sus ejercicios correctivos una vez al día. A veces, el cuerpo no está dispuesto para aceptar la reorganización en la postura que estos ejercicios promueven. En estos casos, pareciera que el cuerpo le tiene "miedo" al cambio. Un ejemplo físico del temor a lo desconocido.

Para minimizar este problema, considero prudente iniciar con una sesión de ejercicios correctivos por día. Si tu cuerpo no se ha quejado de las exigencias de tu nuevo régimen de ejercicios después de una o dos semanas, entonces puedes aumentar la frecuencia a dos veces por día. Pero esta es una opción que depende de ti. Quiero que sepas que mucha gente obtiene todos los beneficios que buscan con solo practicar los ejercicios una vez al día, aunque es fácil suponer que hacerlos dos veces por día puede acelerar el progreso.

Se consiente del hecho de que hay un beneficio que se reduce constantemente cuando agregamos más sesiones, es más importante hacer los ejercicios una vez al día que hacerlos varias veces. Los ejercicios le recuerdan a tu cuerpo cómo organizarse de una forma en particular, y un par de recordatorios son efectivos.

Cuando empieces tu programa de rehabilitación quiero que pongas especial atención en no agravar tu dolor de espalda baja con tus esfuerzos de mejorar. Cuando parezca que el peligro de agravar tu dolor ya no existe, entonces puedes agregar una rutina o dos a tu día, si así lo deseas. Pero pon todo tu esfuerzo en ser disciplinado y hacer tus ejercicios; el cuerpo agradece la rutina.

Como ya sabes, los problemas subyacentes que hicieron que tu cuerpo pidiera ayuda a gritos no ocurrieron de la noche a la mañana, se han desarrollado y acumulado por años, mucho antes de que estuvieras consciente de ellos. Es momento ahora de utilizar ese conocimiento para trabajar en un programa de reorganización y reeducación física que te permita tener un cuerpo más feliz, saludable y ágil.

Este capítulo se ha tratado de darte una perspectiva sobre el estiramiento; creo que todos pensamos que el estiramiento es un tema simple, pero como ya te has dado cuenta, es mucho más de lo que la mayoría imagina. A medida que revises las progresiones de los ejercicios en los siguientes capítulos, estoy seguro de que encontrarás que tu conocimiento sobre los estiramientos te será de mucha utilidad.

**RECUERDA:**

El verdadero secreto para un estiramiento efectivo es poner total atención a las sensaciones en el músculo objetivo mientras intentas estirarlo.

Es mejor hacer tus ejercicios una vez al día, que varias veces de vez en cuando.

# CAPÍTULO 8

# Las Progresiones de los Ejercicios

*«Puedes tener un conjunto de datos ridículamente enorme y complejo, pero si tienes las herramientas y metodología adecuadas, entonces no es un problema.»*
**—AARON KOBLIN**

Cada ejercicio en el *Protocolo de la Alineación Primero©* (*The Alignment First Protocol©*), está diseñado para fomentar un cambio específico en tu cuerpo, y casi todos los que utilizan este sistema tienen la grata sorpresa de cómo los ejercicios revelan sus propios desafíos particulares. Lo que resulta fácil para una persona para otra puede no serlo. Es por esta razón que necesitamos diez progresiones de ejercicios y no simplemente diez ejercicios.

Las cinco primeras progresiones de ejercicios están diseñadas para mejorar la alineación de tu cuerpo, así como mejorar la simetría en longitud y tono de los músculos grandes en las caderas, muslos y columna. Para la mayoría de nosotros, estos son los problemas clave y músculos que subyacen al dolor crónico de espalda baja.

Si eres de los pocos cuya alineación pélvica no está afectada, bien por ti. Puedes usar las cinco primeras progresiones de ejercicios para mejorar la movilidad de cadera y pelvis. La movilidad es una condición indispensable para poder recuperar el funcionamiento saludable en esta área de tu cuerpo.

Como ya lo mencionamos antes, la movilidad es una condición indispensable para todos; la meta es tener un rango total de movimiento en las principales articulaciones que soportan peso. Las progresiones siete y ocho también consisten en ejercicios de movilización.

Las progresiones seis, nueve y diez agregan estabilidad y fuerza que necesitas para estabilizar tu nueva y mejorada alineación y movilidad. Sin estos ejercicios, cualquier mejora que podamos lograr en funcionamiento y/o comodidad solo durará poco tiempo. Estos ejercicios son las herramientas que usarás para empezar el proceso de recuperar tu vida y mantener el dolor fuera de ella.

Aquí hay una lista de las progresiones de los ejercicios:

1. **Movilidad de la Cadera (flexión & rotación de la cadera)**
   a. Estiramiento de Rodilla a Pecho – boca arriba
   b. Levantamiento de Cadera – boca arriba con apoyo en pared
   c. Cruce de Cadera – boca arriba
   d. Postura de la Paloma

2. **Movilidad de Cadera/rodilla (flexión de cadera y extensión de rodilla)**
   a. Estiramiento de Isquiotibiales – boca arriba con una pierna apoyada en pared
   b. Estiramiento de Isquiotibiales – boca arriba con apoyo en pared

c.  Estiramiento de Isquiotibiales – sentado

d.  Postura del Perro Boca Abajo

3.  **Movilidad de la Cadera (abducción de cadera)**

a.  Estiramiento de Muslo Interior – boca arriba con piernas en mariposa

b.  Estiramiento de Muslo Interior – boca arriba con apoyo en pared

c.  Estiramiento Inguinal (*Groiner*)

d.  Estiramiento de Muslo Interior – sentado

4.  **Movilidad de Cadera (extensión de cadera)**

a.  Estiramiento de Flexores de la Cadera – boca arriba

b.  Estiramiento de Flexores de la Cadera – de rodillas

c.  Estiramiento de Sofá – Posición 2

d.  Estiramiento de Sofá – Posición 3

5.  **Movilidad de Cadera (rotación)**

a.  Rotaciones de Fémur – Boca arriba con apoyo en pared x 20

b.  Rotaciones de Fémur – sentado con apoyo en pared x 20

6.  **Estabilidad Abdominal**

a.  Insecto Muerto Modificado – con caída de talón x 20 (10 de cada lado)

b.  Levantamiento de Caderas

c.  Giro Ruso de la Parte Inferior del Cuerpo x 20

d.  Abdominales con Espalda Recta x 20

7. **Movilidad de Torso/Hombros**
   a. Postura del Niño
   b. Estiramiento Gatos y Perros x 20
   c. Giro en Piso
   d. Estiramiento del Cuadrado Lumbar

8. **Estabilidad y Movilidad de Tobillo/Pie**
   a. Estiramiento de Pantorrilla – boca arriba con apoyo en pared
   b. Estiramiento de Pantorrilla – de pie
   c. Elevación de Pantorrilla en escalera x 20

9. **Estabilidad Multi-Articular**
   a. *Superman* alternado
   b. Estiramiento Perro de Caza
   c. Plancha sobre Antebrazos
   d. Plancha Lateral sobre Antebrazos

10. **Movilidad y Estabilidad Multi-Articular**
    a. Estiramiento en Cuclillas – boca arriba con apoyo en pared
    b. Estiramiento en Cuclillas (sentadilla Profunda) – con apoyo
    c. Sentadilla en Pared
    d. Cuclilla (Sentadilla) Profunda

Ahora estás bien equipado con una lista de ejercicios que puedes utilizar para que, de manera gradual, puedas dejar atrás el dolor crónico. Sé que esto puede parecer como un montón de ejercicios, pero no dejes que la primera impresión te desanime; es mucho más alentador si los ves como los diez ejercicios del Protocolo de la Alineación Primero, porque ese es el número de ejercicios que estarás usando en tus rutinas diarias. Diez. El resto de los ejercicios están ahí para adaptar el protocolo a las necesidades de cada quién. Además, tu dominio de los ejercicios va a cambiar con el paso del tiempo. Solo enfócate en diez ejercicios a la vez y adapta el protocolo según tus necesidades graduales. El sistema funcionará, a menos que tu caso sea extrañamente complicado.

En el siguiente capítulo te enseñaré el ejercicio menos demandante de cada una de las diez progresiones. El capítulo 9 es donde todos deben comenzar, por razones de seguridad. Si puedes realizar el rango completo de movimiento de uno o más de estos ejercicios, con completa comodidad y facilidad, entonces revisa el siguiente ejercicio progresivo de ese mismo ejercicio en el capítulo 10. Si tu cuerpo te permite avanzar al siguiente ejercicio progresivo, ¿quién eres tú para impedírselo?

A medida que mejora tu desempeño, continúa tu avance en la progresión de dicho ejercicio. Por ejemplo, una vez que tu cuerpo puede, de manera confiable, demostrar 20 grados de dorsiflexión en el tobillo al realizar el estiramiento de pantorrilla boca arriba, debes intentar la versión de pie de dicho ejercicio. Una vez que consigas de manera consistente, demostrar también 20 grados de dorsiflexión en el tobillo en dicha posición, habrás dominado esa sección del *Protocolo de la Alineación Primero* ©

Para nuestros objetivos, esta es la meta. Una vez que domines la versión más demandante de cada ejercicio, a partir de ahí tan solo tendrás que mantener tu nivel de desempeño, no estás entrenando para los Juegos Olímpicos ni para ser contorsionista de circo, de hecho, mayor movilidad no siempre es mejor.

Cuando realices tu rutina diaria de ejercicios continúa cada progresión en donde la hayas dejado el día anterior. Avanza o retrocede en las progresiones de acuerdo con lo que tu cuerpo te pida; ponle atención a las señales que te manda y haz lo mejor que puedas para respetarlas. Identifica los ejercicios que te reten y enfócate en ejecutarlos mejor. Ten paciencia. Cuando logres dominar todo el protocolo, tu dolor de espada baja será un recuerdo lejano que se desvanece en tu memoria. Por ahora, es momento de aprender los ejercicios del nivel básico del Protocolo de la Alineación Primero.

CAPÍTULO 9

# Tu Primer Rutina

«Todo debe hacerse *tan simple como sea posible, pero no más simple*».
**—ALBERT EINSTEIN**

Los siguientes diez ejercicios deben realizarse en el orden en el que están listados. Cada uno de ellos es el primer ejercicio en su set respectivo. Si te resulta fácil hacer cualquiera de ellos, continúa con el siguiente ejercicio en dicha progresión. Por ejemplo, si el ejercicio 1.A (abajo) lo haces con facilidad, pasa al ejercicio 1.B (este ejercicio lo encuentras en el Capítulo 10).

Aunque todos los ejercicios se puedan hacer en uno o dos minutos y parezcan muy sencillos también te pueden presentar algunos retos. Empieza despacio, con cuidado, y utiliza las sensaciones de tu cuerpo para comunicarte con los músculos que quieres atender. Estoy seguro de que de que vas a disfrutar la mayoría de estos "estiramientos" y que te motivarán a incorporar el Protocolo de la Alineación Primero en tu vida diaria por el bien de tu espalda baja.

## 1.A: Estiramiento rodilla a pecho – recostado boca arriba

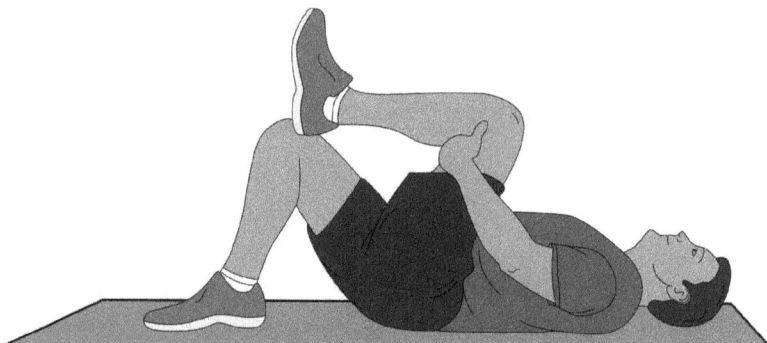

- Acuéstate boca arriba con las rodillas flexionadas a unos 90 grados, los pies paralelos y separados por 15-25 centímetros.
- Aprieta los músculos abdominales para empujar tu espalda baja hacia el suelo y mantenerla firme durante el ejercicio.
- Sujeta tu rodilla izquierda y, con suavidad, jálala hacia el lado izquierdo de tu pecho lo más que puedas, pero sin que haya dolor. Debes sentir un estiramiento cómodo en la cadera izquierda. Sostén este estiramiento por un minuto.
- Repite en el lado derecho.
- Practica tu técnica de respiración diafragmática favorita durante los estiramientos. Una buena opción es contar despacio hasta siete tanto al exhalar como al inhalar. Tal vez sea difícil al inicio, pues no todas las personas están acostumbradas a esta respiración lenta y profunda, sobre todo cuando también hay que mantener la espalda baja firme. Pero no te desanimes, con la práctica será más fácil.

## Modificaciones

Es raro que este ejercicio provoque molestias, pero puede pasar. Una modificación que da buenos resultados es poner un tubo flotador de gomaespuma o una toalla enrollada debajo y a lo ancho de la espalda baja. Con esto creamos un cambio posicional suficiente para eliminar cualquier molestia. Si esta modificación te beneficia, te recomiendo entonces que utilices cualquiera de estos dos auxiliares en todos los ejercicios donde estés sobre tu espalda.

Si te resulta muy cómodo realizar este estiramiento, hay otra modificación que puedes intentar antes de graduarte al ejercicio 1.B en el Capítulo 10; solo hay que estirar la pierna que no estamos sosteniendo. Si los flexores de la cadera o los músculos internos del muslo están cortos, van a jalar la pelvis, por lo que te resultará más difícil mantener la espalda baja contra el suelo y jalar la rodilla hacia tu pecho al mismo tiempo.

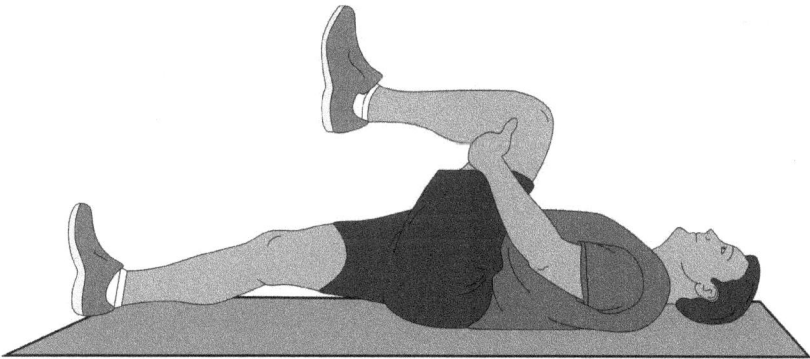

Otra variación de este ejercicio es jalar las dos rodillas hacia el pecho al mismo tiempo (ver ilustración). Con esta versión distribuimos el estiramiento de forma más uniforme entre los glúteos y la espalda baja, en comparación con la versión de una sola pierna. Es muy útil como estiramiento de primeros auxilios cuando la espalda baja no anda bien; la mayoría de quienes la padecen están familiarizados con esto.

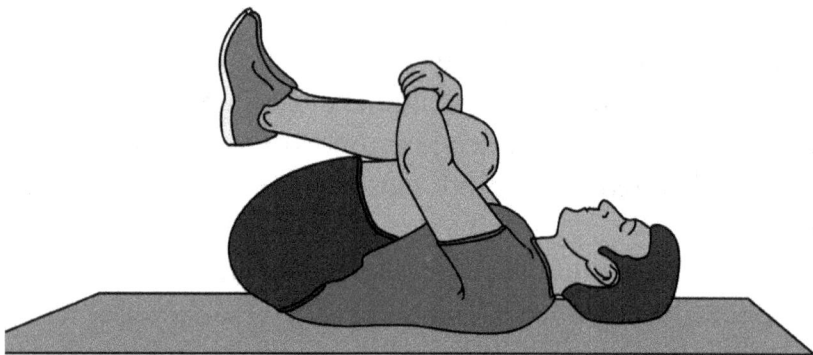

Una vez que no haya ningún tipo de dolor con cualquiera de las versiones de este ejercicio, es momento de graduarse al Ejercicio 1.B, Levantamiento de Cadera – recostado boca arriba con apoyo en pared, en el Capítulo 10. ¡Muy bien! Ya vas avanzando.

## 2.A: Estiramiento de Isquiotibiales – recostado boca arriba con una pierna apoyada en pared

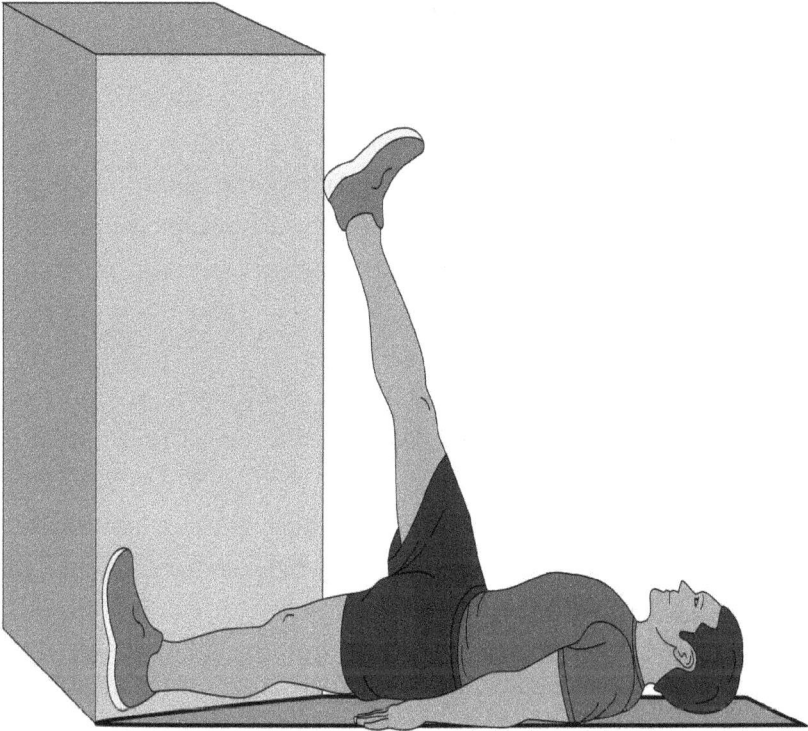

- Acuéstate sobre tu espalda en el suelo, en una entrada debajo del marco de una puerta o en una esquina prominente de manera que la pierna derecha puedas ponerla sobre la pared y la pierna izquierda esté sobre el piso.
- Endereza ambas rodillas y acerca tu glúteo derecho a la pared, lo más que puedas, sin que se doblen las rodillas o se levante la pelvis. Si no puedes enderezar las rodillas por completo o si la pelvis se levanta un poco del piso, significa que te debes alejar un poco de la pared.

- Cuando logres acomodarte a una distancia apropiada de la pared, tensa los músculos abdominales para empujar tu espalda baja con firmeza hacia el suelo, y mantenla firme durante el ejercicio.
- Asegúrate de que los pies estén perpendiculares a la pared y al piso y de que los dedos de los pies se jalen hacia ti lo más que puedas.
- Una vez que estés en la posición correcta respira hondo y relájate cuando sientas que tus músculos isquiotibiales se estiran. Sostén esta posición al menos un minuto en cada lado.

La flexión normal de la cadera es de 125 grados. Cuando estás acostado sobre la espalda con una pierna sobre la pared, el glúteo de esta pierna solo se flexiona 90 grados. Si al estar en esta posición sientes que se estira la espalda baja, glúteos, isquiotibiales y/o pantorrillas, significa que hay trabajo corporal por hacer.

Es casi imposible reposicionar la pelvis y/o caderas cuando los músculos isquiotibiales están tensionados de manera crónica. Sin embargo, he visto una y otra vez cómo exagerando la tensión de los músculos abdominales puede hacer que se libere la tensión de los isquiotibiales e inmediatamente mejorar el rango de flexión en la cadera. Esto evidencia la importancia de apretar los músculos abdominales para maximizar tu éxito con este ejercicio.

## Modificaciones

Si este ejercicio te aumenta o genera dolor, por favor prueba hacerlo con las siguientes modificaciones en la secuencia dada, hasta que lo puedas hacer por un minuto:

- Aléjate un poco de la pared para reducir la tensión en la espalda baja, el interior del muslo, los glúteos y/o los isquiotibiales.
- Pon una toalla enrollada o un tubo flotador de gomaespuma por debajo y a lo ancho de tu espalda baja. Esto puede hacer más fácil empujar la espalda baja hacia el piso, porque el rango de movimiento es menor.

Tal vez necesites de una o más de estas modificaciones para poder hacer el ejercicio sin sentir dolor. Con diligencia en la práctica, verás mejoras graduales en tu habilidad para realizarlo a detalle. Esto debiera incluir mejoras en el rango de movimiento y comodidad. Sin embargo, si puedes tocar la pared con el glúteo de la pierna estirada y no sientes que la parte posterior de tu muslo se estira, necesitas graduarte a la versión del estiramiento con ambas piernas. (Ejercicio 2.B Estiramiento de isquiotibiales – acostado boca arriba con apoyo en pared, en el Capítulo 10).

## 3.A: Estiramiento de Muslo Interior – recostado boca arriba con piernas en mariposa

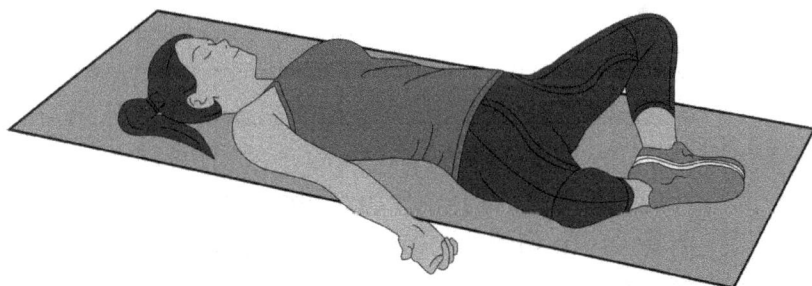

- Acuéstate boca arriba con las rodillas dobladas unos 90 grados, pies y rodillas juntos.

- Presiona con firmeza la espalda baja hacia el piso y mantenla asi durante todo el estiramiento.
- Junta ahora las plantas de tus pies y lentamente deja caer las rodillas hacia el piso.

En cualquier situación crónica de dolor en espalda baja, es de suma importancia reeducar a los músculos interiores del muslo. Este grupo muscular juega un papel importante como estabilizador en la función física normal. Cuando hay una desalineación significativa en la parte inferior del cuerpo, por lo general, estos están en modo alerta todo el tiempo. Dicho de otra forma: cuando la parte inferior de tu cuerpo está chueca, los músculos interiores del muslo se acortan para estabilizar y sostener el cuerpo.

## Modificaciones

Si este ejercicio te genera o aumenta dolor, por favor prueba hacerlo con las siguientes modificaciones en la secuencia dada, hasta que lo puedas hacer por un minuto:

- Limita el rango de separación entre tus piernas durante el ejercicio para reducir la tensión en la parte interna del muslo. Esto también reducirá la presión en las articulaciones de las caderas y pelvis. Una forma sencilla para hacer esto es poner una almohada, o varias, debajo de las rodillas, de manera que tengan soporte y se reduzca el malestar.
- Ve cambiando la distancia entre tus pies y tu pelvis, tan solo con esto cambias el ángulo de tracción y el ejercicio resultará más cómodo. Por el contrario, puedes

colocarte de manera que los dedos de tus pies toquen una pared o un mueble pesado. Esto elimina la necesidad de tu cuerpo de sostener los pies y te permite relajarte en el estiramiento. Al agregar este pequeño apoyo, tendrás una mejor y más exitosa experiencia al practicar este ejercicio.

- Si utilizaste una toalla enrollada o un tubo de gomaespuma con los primeros ejercicios, es probable que los necesites en este también.

Si este ejercicio no te genera ni aumenta dolor, estas empezando muy bien!.

Si ya te es posible separar las piernas 90 grados (la abducción normal de la cadera es de 45 grados en cada lado), es momento de pasar a la versión de piernas estiradas y apoyo en la pared. (Ejercicio 3.B, Estiramiento muslo interior – acostado boca arriba con apoyo en pared, en el Capítulo 10).

## 4.A: Estiramiento del Flexor de Cadera – recostado boca arriba

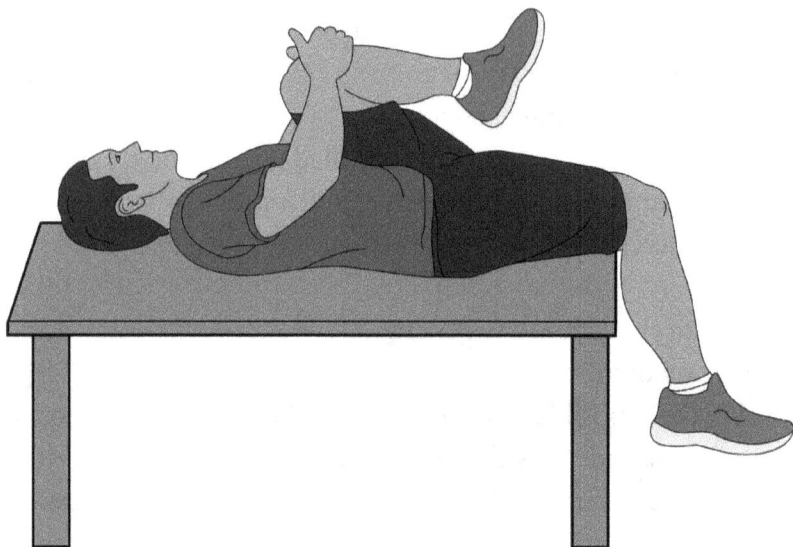

- Recuéstate de espaldas sobre una mesa, banca o incluso una cama. Necesitas estar cerca de la orilla, pero asegúrate estar lo suficientemente estable como para que puedas relajarte.
- Comienza con ambas rodillas dobladas y las piernas juntas, utiliza las manos para sostener ambos muslos y jalarlos hacia el pecho lo más que puedas, pero que sea cómodo.
- Trata de empujar la espalda baja hacia la superficie sobre la que te encuentras y mantenla en esa posición durante todo el ejercicio.
- Sin dejar de sostener tu rodilla izquierda, manteniéndola lo más cerca posible de tu pecho, suelta la pierna derecha y bájala hasta que quede descansando sobre la superficie en la que te encuentras; deja que tu pierna

cuelgue libremente, no intentes tocar el piso, deja que la gravedad haga lo suyo.
- Respira hondo y trata de sentir el estiramiento al frente de tu cadera y muslo derecho. Es la cadera de la pierna que NO estamos jalando la que debe estirarse. Es la articulación de cadera de la pierna que cuelga libremente la que estamos trabajando.
- Después de un minuto, sube tu pierna derecha hacia el pecho y baja la pierna izquierda con cuidado. Repite el estiramiento en este lado.

## Modificaciones

- Si este ejercicio te aumenta o genera dolor, intenta usar menos fuerza al jalar el muslo sobre el pecho.
- Si utilizaste una toalla enrollada o un tubo de gomaespuma con los primeros ejercicios y te resultó favorable, inténtalo también aquí.
- La molestia más común con este estiramiento se da cuando una persona no puede estabilizar la columna. Este estiramiento no es agresivo, pero a algunas personas les resulta difícil estabilizar la espalda baja cuando están en esta posición. Si este es tu caso, por favor pasa al Ejercicio 4.B. Tal vez el Estiramiento del flexor de cadera – de rodillas sea más de tu agrado y capacidad.
- Aunque no tengas dolor y puedas hacer el ejercicio con total rango de movimiento en la extensión de la cadera (40 grados) de todas formas pasa al Ejercicio 4.B en el Capítulo 10.

## 5.A: Rotaciones de Fémur – recostado boca arriba con apoyo en pared x 20

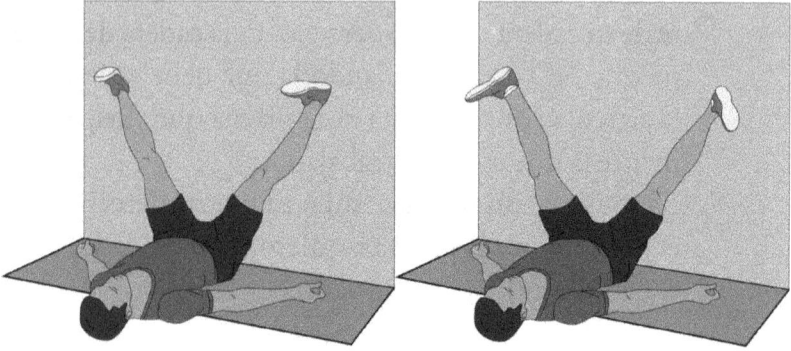

- Este ejercicio inicia contigo recostado boca arriba, piernas estiradas en la pared, y con tu cuerpo lo más pegado que te sea posible a la pared, pero sin que tus rodillas se flexionen.
- Mantén las rodillas estiradas y los dedos de los pies apuntando hacia ti (dorsiflexión de tobillo), separa los pies aproximadamente un metro (la distancia no tiene que ser exacta).
- Manteniendo todos los elementos posicionales mencionados arriba, gira las piernas hacia adentro y hacia afuera lentamente, de manera que veras que tus pies y rodillas giran con estabilidad, lentamente a un ritmo constante. Pausa levemente al final de cada movimiento.
- Repite 20 veces.

Este ejercicio se enfoca en la movilidad giratoria de las articulaciones de la cadera. Es importante entender que este ejercicio no se trata de fortalecer estos músculos; en esta etapa del proceso, lo que nos concierne solamente es la alineación y la movilidad, en ese orden.

El rango normal de movimiento «externo» es 45 grados. Para la rotación «interna», el rango normal es 40 grados. Si percibes que tu rango de movimiento es menor que 40-45 grados en estos movimientos, entonces, eso es algo que hay que tomar en cuenta. Debido a que las opiniones son variadas en cuanto a cuáles deberían ser los números de rango de movimiento normales, puede ser tentador ignorar los números que estoy mencionando aquí, pero aquí el meollo del asunto: cualquier discrepancia grande entre los números que yo menciono aquí y lo que tú mismo ves en tu propio cuerpo, es motivo de preocupación.

Por favor ponle atención a la capacidad de tu cuerpo para lograr el rango de movimiento que enlisto en ejercicios específicos. Se particularmente cuidadoso con las diferencias entre ambos lados de tu cuerpo. Si tienes 40 grados de rotación externa en ambas caderas, no es necesario que te obsesiones con lograr 45 grados, pero si tu cadera derecha solo tiene 20 grados de rotación externa mientras que la izquierda no tiene nada, entonces hay un problema serio por resolver. Esa discrepancia motriz entre ambos lados es una señal confiable de disfunciones y dolores futuros.

Los desbalances indican el tipo de problemas de alineación y movilidad que impiden a tu cuerpo funcionar de manera cómoda y segura. Es importante identificar estos desbalances para poder eliminarlos. Con esto no quiero decir que necesitas conseguir un aparato laser de medición precisa, pero si te ayuda a refrescar la memoria de tu transportador mental (aquel que desarrollaste en tu clase de geometría), hagamos un ejercicio mental-visual, ya sabes cómo se ve un ángulo de 90 grados, la mitad es 45 grados (una línea diagonal en un cuadrado). Si puedes visualizar cortar ese triángulo por la mitad dos veces (22.5 grados y 11.25 grados) y tener al menos una idea aproximada, entonces puedes entender la geometría necesaria para guiar a tu cuerpo por este proceso.

## Modificaciones

Si este ejercicio te aumenta o genera dolor, por favor prueba hacerlo con las siguientes modificaciones en la secuencia dada. Tu objetivo es hacer el ejercicio sin que genere o aumente dolor:

- Intenta mantener tus piernas ya sea, o un poco más separadas o un poco más juntas. Al simplemente modificar la tensión en las articulaciones de tu cadera y pelvis, puede ser de ayuda.
- Aléjate un poco de la pared para reducir la tensión en la espalda baja.
- Si utilizaste una toalla enrollada o un tubo de gomaespuma en los ejercicios previos, es probable que los necesites también en todos los ejercicios donde estés sobre tu espalda.

Si este ejercicio no te genera dolor de ningún tipo y si lo puedes realizar con total rango de movimiento, pasa a la versión sentada del mismo (ejercicio 5.B, Rotaciones de fémur – sentado con apoyo en pared x 20, en el Capítulo 10).

## 6.A: Insecto Muerto Modificado – con caída de talón x10 de cada lado

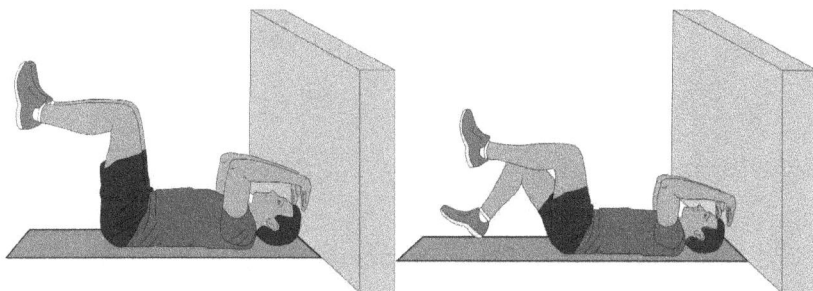

- Acuéstate sobre tu espalda con la cabeza a unos 5 cuantos centímetros de la pared, las rodillas dobladas y las plantas de los pies sobre el suelo.
- Pon tus manos sobre la pared con los dedos apuntando hacia el piso, los codos levantados y separados al ancho de los hombros. Empuja con firmeza las manos en la pared. Recuerda, a tu cuerpo le gusta la estabilidad, entonces, usa tus manos para estabilizarlo.
- Levanta los pies del suelo de manera que tus muslos queden verticales y las pantorrillas paralelas al suelo.
- Extiende y apunta los dedos de los pies hacia las rodillas y mantenlos así.
- Intenta apretar los músculos del torso y aplana la espalda baja contra el suelo. Mantenla así durante todo el ejercicio.
- Baja lentamente el talón derecho sin que la espalda baja se separe del piso ni la rodilla se enderece.
- Siempre que no te causes un dolor nuevo o exacerbes uno ya existente, levanta el pie derecho hasta la posición inicial y repite 10 veces.
- ¡No te olvides de respirar! una respiración a ritmo de

siete segundos por inhalación y siete segundos por exhalación tal vez resulte difícil al principio, pero valdrá la pena.

- Haz 10 repeticiones con el pie izquierdo también.

## Modificaciones

- Si este ejercicio te causó dolor o exacerbó uno existente, intenta de nuevo, pero con un rango de movimiento menor y con menos repeticiones.
- Si utilizaste un rodillo bajo tu espalda en los ejercicios previos es probable que lo necesites aquí también.

Este es el primer ejercicio, en este set de progresiones, diseñado para estimular la actividad muscular en beneficio de la estabilidad; su meta no es ni alinear ni movilizar. Ahora ya estás en un punto de tu rutina donde empezarás a pedirle a tu nueva y mejorada alineación que empiece a jalar su propio peso, por decirlo de alguna forma.

Idealmente, puedes hacer el movimiento prescrito con un rango total de movimiento (desde el muslo vertical hasta el pie tocando el piso y de regreso) y hacerlo sin dolor, o sin incrementarlo. Pero tampoco es un factor decisivo si no puedes. De hecho, quiero enfatizar que es más importante que evites crear o agravar el dolor de espalda, que establecer un récord personal al completar un ejercicio. Vete con calma, respeta tus síntomas. Practica solo hasta donde tu cuerpo te lo permita. Confía en el proceso. Avanza hasta llegar a 20 repeticiones en cada lado.

Cuando puedas realizar este ejercicio sin dolor, es momento de pasar al Ejercicio 6.B, llamado Levantamiento de Caderas, en el Capítulo 10.

## 7.A: Postura del Niño

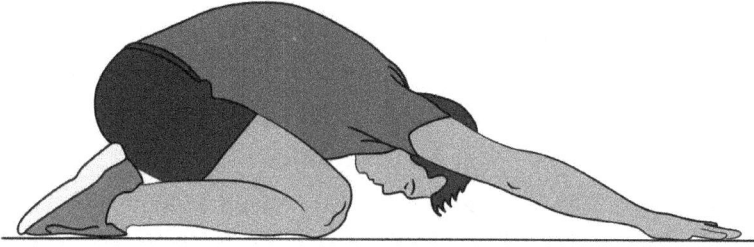

- Pon las rodillas y las manos en el piso, luego siéntate sobre tus propios talones.
- Si te resulta cómodo, dobla tus brazos y pon un antebrazo sobre el otro, con la cabeza descansando sobre el que quede arriba. Si te resulta fácil hacer eso, intenta mejor poner tus brazos hacia atrás junto a tu cuerpo, y con las palmas de tus manos hacia arriba. Otra opción es poner los brazos estirados hacia el frente con las palmas hacia abajo; en cualquiera de estas dos últimas opciones, la cabeza debe descansar sobre el piso.
- Nota: si sientes dolor o tensión en el cuello o espalda, por favor, descansa la cabeza sobre los antebrazos en lugar del piso.
- Puede ser de mucha ayuda que te enfoques en llevar la respiración hacia la parte inferior del abdomen mientras estás en esta postura; parece ser una manera efectiva de maximizar el grado de relajación de la espalda baja durante este ejercicio.

Este es el primer ejercicio en la rutina que no te tiene de espaldas sobre el suelo, dándole soporte a tu espalda baja. Los otros ejercicios han ayudado a preparar tu cuerpo de forma segura y cómoda, a reacomodar la posición de tu columna, sin apoyo directo del piso.

Para muchas personas con dolor de espalda, este ejercicio es inicialmente, tanto un estiramiento de la parte delantera del muslo (cuádriceps), como cualquier otra cosa. También nos ayuda a ver si la persona que realiza el ejercicio tiene acortamiento o tensión al frente de los tobillos y piernas inferiores. En estos casos, es difícil e incómodo intentar relajar los tobillos hacia el piso.

Tal vez sientas un poco de tensión o un leve estiramiento en la espalda baja. Es casi seguro que este ejercicio añadirá una mayor demanda de estiramiento y enderezamiento de la espalda baja que cualquiera de los otros ejercicios previos. Este es francamente el primero de la serie de ejercicios que realmente empieza a conectar la alineación lograda en la parte superior del cuerpo con la parte inferior del cuerpo.

## Modificaciones

Si este ejercicio te genera dolor o lo incrementa, por favor intenta. hacerlo con las siguientes modificaciones en la secuencia dada, hasta que lo puedas realizar por un minuto:

- Ponte de rodillas sobre una superficie suave, como una cama o una colchoneta para ejercicio.
- Coloca una toalla enrollada o un rodillo de gomaespuma debajo de tus tobillos para aminorar la tensión causada por el estiramiento al frente de tus piernas/tobillos.
- Pon una almohada (o varias) detrás de tus rodillas para limitar la flexión y reducir la tensión causada por el estiramiento en las mismas.

- Pon una almohada (o varias) entre el abdomen y la parte superior de tus muslos para limitar la flexión en la cadera y reducir la tensión producida por el estiramiento en las caderas/pelvis.
- Usa una almohada (o varias) debajo de tus antebrazos para limitar la flexión lumbar y de cadera y reducir la tensión causada por el estiramiento en las caderas, pelvis y espalda baja.

Si en este ejercicio puedes estirar los brazos en el piso, con las palmas hacia abajo y la frente tocando el suelo, con muy poca o nula sensación de estiramiento y sin que haya dolor, entonces estás listo para pasar al ejercicio 7.B, llamado Estiramiento Gatos y Perros (*Cats & Dogs*), en el Capítulo 10.

## 8.A: Estiramiento de Pantorrilla – boca arriba con apoyo en pared

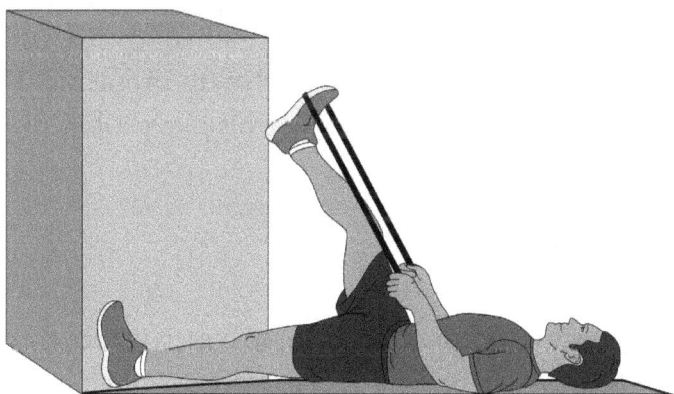

- Comienza este ejercicio de espaldas en el piso, con las piernas sobre la pared y los glúteos lo más cerca posible de esta sin que las rodillas se doblen.

- Si no puedes estirar las rodillas por completo o si tu pelvis se separa del piso, significa que necesitas separarte un poco de la pared.
- Junta tus pies y enlaza una cuerda, correa de yoga o banda elástica para hacer ejercicio, alrededor de los metatarsos. Es importante que no sujetes solo los dedos del pie.
- Con cuidado, ayudándote de la correa, jala tus pies hacia ti, sin que esto te genere dolor en la espalda baja.
- Si necesitas jalar mucho para sentir estiramiento en los pies y pantorrillas, intenta hacerlo una pierna a la vez; tal vez sea más cómodo y eficiente hacerlo de esta forma.
- Respira hondo y despacio, relajándote lo más que puedas. Dura al menos un minuto en esta posición (un minuto en cada pierna, si lo estás haciendo por separado).

El dolor en las espinillas (o síndrome de estrés tibial anterior), la fascitis plantar y los juanetes son las dolencias más comunes relacionadas de manera directa a las pantorrillas acortadas. La mecánica corporal requerida para caminar, correr, saltar y/o hacer sentadillas se dificulta y se vuelve un problema si no se mantiene una movilidad adecuada en los pies y tobillos.

## Modificaciones

- Si este ejercicio te causó dolor, o incrementa el existente, sepárate un poco de la pared, eso reducirá la tensión en la parte baja de tu cuerpo.
- También puedes intentar jalar el pie o los pies con menos fuerza.
- Intenta doblar un poco la(s) rodilla(s).

Si no experimentas molestias durante este ejercicio, ¡felicidades! El rango considerado normal dentro del rango de movimiento de los tobillos es amplio. Sin embargo, la mayoría de las referencias que he visto sugieren 20 grados de dorsiflexión (apuntar los dedos de los pies hacia las rodillas) y 45 grados de flexión plantar (apuntando los dedos de los pies opuestos a las rodillas, es esta ocasión, apuntando al techo).

Con este ejercicio estamos buscando mejorar la dorsiflexión. Si te es fácil lograr 20 grados de dorsiflexión, avanza a la versión de pie; 8.B en el Capítulo 10. Nota: Si también con este Estiramiento de Pantorrilla versión de Pie logras 20 grados de dorsiflexión al primer intento, entonces pasa al ejercicio 8.C Levantamiento de Pantorrilla en Escalón. Mucha movilidad puede ser tan problemática como muy poca, sobre todo si no tienes la estabilidad y fuerza necesarias para controlarla, así que, con cualquier versión que hagas, no pases demasiado tiempo en este ejercicio, a menos que te esté costando trabajo lograr tu meta de rango de movimiento.

## 9.A: *Superman* Alternado

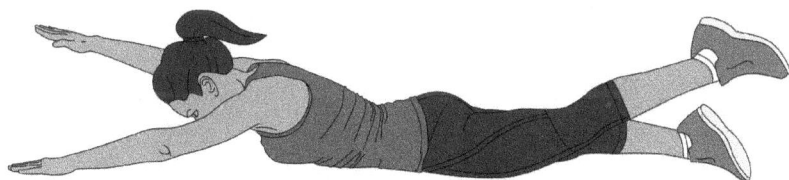

- Acuéstate boca abajo, con las piernas estiradas y relajadas y los brazos sobre el piso estirados hacia el frente, las manos separadas al ancho de tus hombros.
- Mantén la nariz apuntando hacia el piso durante todo el ejercicio.

- Endurece los músculos del torso lo más que puedas, mantén las rodillas y codos sin flexionar, y poco a poco levanta tu brazo derecho y la pierna izquierda. Mantelos ahí.
- La meta de este ejercicio es mantener ambas extremidades, brazo derecho y pierna izquierda levantadas *lo más alto posible, pero es crítico que lo hagas sin que te ocasione dolor.*
- Aunque lo ideal es mantener esta posición por 30 segundos en cada lado, tal vez tengas que hacerlo en bloques menores de tiempo. Para pacientes con dolor de espalda baja, no es inusual comenzar con bloques de menos de 10 segundos.
- El piso te está brindando un soporte y estabilidad considerables en este ejercicio, no desaproveches esto queriendo levantar el pie y la rodilla como un gimnasta olímpico, a menos de que lo puedas hacer con total comodidad. Incluso, puedes mantener ambos pies en el piso las primeras veces que hagas este ejercicio si te sientes mejor así.

## Modificaciones

Si este ejercicio te causó dolor, intenta las siguientes modificaciones en la secuencia en la que se presentan, hasta que puedas hacer el ejercicio sin parar por 30 segundos en cada lado:

- Mi modificación favorita de este ejercicio es poner una almohada debajo del abdomen. Esto ayuda a aumentar la presión abdominal, haciendo que el apuntalamiento sea más fácil. También reduce la cantidad de extensión en la espalda baja.

- Otra manera de facilitar el ejercicio es dejar sobre el piso el pie correspondiente a la cadera que se extiende, con esto agregamos estabilidad. No levantes el pie hasta que lo puedas hacer sin causarte dolor en la espalda baja.

- Levantar demasiado alto el brazo puede rápidamente exceder el rango de movilidad de hombro y columna que tu cuerpo te permite hasta ahorita. Esto te puede generar dolor, posicionamientos incómodos o ambos. Por favor, no lo hagas.

- En caso de irritación incomoda en el cuello, quizás tengas que dejar la frente sobre el piso, apoyada sobre una almohada o una colchoneta de ejercicio. Otra estrategia es poner una de tus manos debajo de tu frente en lugar de estirarla. He visto que funciona bien así. En casos con cuellos menos sintomáticos, hemos utilizado la mano levantada. Si sientes que tu cuello necesita soporte durante este ejercicio, experimenta con estas tres opciones y utiliza la que te parezca más cómoda.

- Si puedes sostener las extremidades sin tocar el piso por 30 segundos con poco esfuerzo y sin dolor, pasa al ejercicio 9.B Perro de Caza, en el Capítulo 10.

## 10.A: Estiramiento en Cuclillas – boca arriba con apoyo en pared

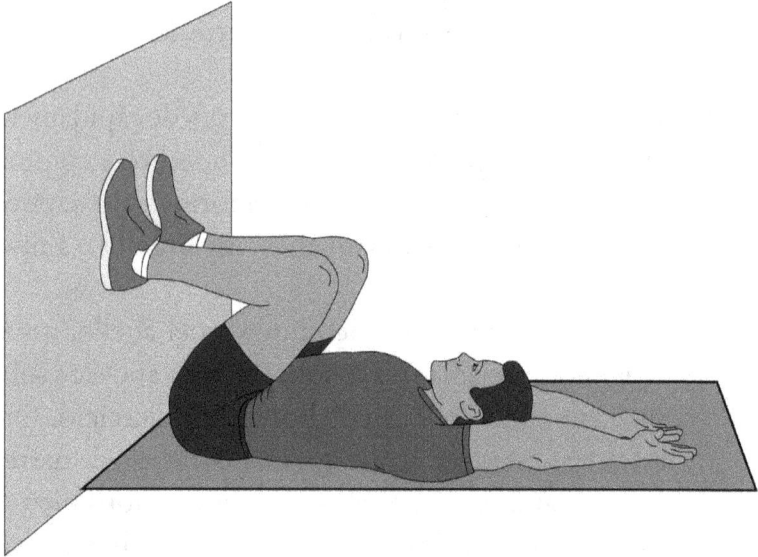

- Acuéstate boca arriba con las piernas sobre la pared, las rodillas dobladas y los pies juntos.
- Queremos que tus glúteos estén lo más cerca posible de la pared, así que usa una colchoneta o algo que te ayude a no deslizarte lejos de la pared.
- Pon las plantas de tus pies contra la pared, lo más paralelos posible uno de otro.
- Tus pantorrillas deben quedar lo más paralelas posible al suelo.
- Separa los pies lo más posible uno del otro sin dejar de mantenerlos verticales y sin que las pantorrillas dejen de estar paralelas al piso.
- Mientras mantienes todos los elementos anteriores, separa tus rodillas lo más posible, deberán estar separadas tanto o más que tus pies, pero nunca menos.

- Trata de tensar tus músculos abdominales y empuja con firmeza tu espalda baja contra el piso. Mantenla así durante todo el ejercicio.
- Por último, pero no menos importante, pon tus manos por arriba de la cabeza, con las palmas hacia arriba y los codos derechos. Acerca los codos a tus oídos tanto como puedas, pero sin que tus antebrazos se levanten del suelo, ya que eso evitara que los músculos de tus hombros, pecho y espalda no puedan relajarse en el estiramiento.

Es poco probable que este ejercicio cause estrés posicional a quienes no tienen problemas con restricciones de rango de movimiento de las caderas, hombros o la columna. Del mismo modo, es poco probable que alguien con esas características lea este libro. Así que considérate advertido: sentirás un poco de tensión al estirar la espalda baja (y tal vez la espalda alta también) ya que este ejercicio tiene como resultado el enderezamiento de los pies, caderas, pelvis, hombros y columna vertebral.

Menciono esto porque este ejercicio tiende a agregar tensión a muchos de los grupos de músculos mayores, y como al mismo tiempo comprime el abdomen es importante que le pongas atención a tu respiración. Respira tan hondo como puedas, pero sin permitir que las costillas se expandan.

Se que te he recomendado sostener los estiramientos por un minuto, pero siéntete libre de hacerlo por más tiempo en este. La mayoría de los ejercicios hasta ahorita han ido preparando tu cuerpo para que puedas realizar mejor este ejercicio. A pesar de ello, la mayoría de las personas se sorprenden con la cantidad de tensión de estiramiento que sienten con este ejercicio de estiramiento.

Este ejercicio es el que viene a conectar los cabos sueltos

para muchos de quienes padecen dolor en la espalda baja. Esto se debe a que por lo general con él podemos percatarnos de los desbalances de postura y tensión en un contexto que incluye todo el cuerpo y que no experimentamos cuando lo hacemos parte por parte, así como lo hemos estado haciendo hasta este ejercicio. Vale la pena dedicarle un tiempo extra a la reorganización corporal que este ejercicio nos brinda.

## Modificaciones

Si este ejercicio te causó dolor ó incrementó el ya existente, intenta las siguientes modificaciones en la secuencia en la que se presentan, hasta que puedas realizar el ejercicio por un minuto (o más):

- Aléjate un poco de la pared para reducir la tensión en las caderas y espalda baja.
- Trata de no separar mucho las rodillas.
- Intenta juntar un poco más los pies para reducir la tensión en las caderas.
- Si utilizaste la toalla enrollada o el tubo de gomaespuma en la espalda baja con los ejercicios previos boca arriba, es muy probable que los necesites también en este.
- Ten cuidado con dónde y cómo colocas tus brazos. Si tienes suficiente flexión en la columna y/o suficiente tensión disfuncional en los hombros, al tratar de forzar tus brazos hacia arriba y a un costado de tus orejas puedes causar presión en la extensión de tu espalda baja. Intenta mejor poner los brazos en ángulo recto con respecto al torso para ver si eso reduce la incomodidad en la espalda. A medida que mejores tu condi-

ción, puedes poco a poco subir los brazos por encima de la cabeza sin crear dolor de espalda con esto.

Si no tienes problema para acercar los glúteos en la pared y si no sientes mucho estiramiento con este ejercicio, entonces lo has dominado y estás listo para pasar al ejercicio 10.B en el Capítulo 10.

Este capítulo te ha presentado el ejercicio menos demandante de cada una de las 10 progresiones. Probablemente hayas encontrado que uno o dos de estos se destacan ya sea por ser particularmente fácil o difícil. Está bien. Es normal.

A medida que trabajes con estos ejercicios, tu cuerpo te irá señalando el momento indicado de pasar al siguiente nivel en cada uno de ellos. Esta señal se presenta cuando un ejercicio no supone ningún tipo de desafío para tu cuerpo; es entonces cuando debes pasar al siguiente ejercicio en la secuencia progresiva de estos.

En los ejercicios donde trabajas cada lado de manera individual, tal vez notes que un lado de tu cuerpo es menos móvil que el otro. Si esto pasa, entrena el doble en el lado con mayor restricción, hasta que ambos lados se sientan igual. (Por favor, que tu evaluación se base en la movilidad y no en la rigidez, pues ésta puede darnos un juicio erróneo). Por ejemplo, si durante el Estiramiento del Flexor de cadera sentiste que tu lado derecho era mucho menos móvil que el izquierdo, solo repite el estiramiento en el lado derecho. Esta pequeña modificación a tu rutina puede marcar la diferencia. Entonces harías el ejercicio correctivo una vez en el lado izquierdo y dos veces del lado derecho quedando así:

Flexor de Cadera D/I/D un minuto cada uno.

Si ya has encontrado un ejercicio, o dos, particularmente difícil de realizar, es una señal clara de que has encontrado algo que necesita ser corregido. Ten paciencia con estos ejercicios particulares y con tu cuerpo. Tu perseverancia e insistencia suave le permitirá a tu cuerpo mejorar de manera gradual la ejecución de estos ejercicios. Quizás se sientan como pequeños logros, pero, con el tiempo se convierten en grandes mejoras.

Como ya lo hemos mencionado, el siguiente capítulo contiene más ejercicios con sus respectivas instrucciones. Úsalos para que puedas medir, guiar y mantener tu progreso hacia tu meta: una vida sin las limitantes del dolor crónico de espalda baja.

CAPÍTULO 10

# El Resto de los Ejercicios

*«Una gran cantidad de investigaciones han demostrado que los pequeños logros tienen un poder enorme, una influencia desproporcionada en relación a los logros de las victorias mismas.»*
**–CHARLES DUHIGG**

A medida que avanzamos en las progresiones de los ejercicios recuerdo la frase «Todo es difícil antes de ser fácil.» Es una frase muy apropiada para casi todos los procesos a los que me he enfrentado, incluido el Protocolo de la Alineación Primero. Cada uno de sus ejercicios parece y suenan más difícil de lo que en realidad resultan ser.

Algunas de las instrucciones de los ejercicios parecen también muy complicadas, lo sé. Es culpa mía explicarlas en exceso, pero quiero que los hagas apropiadamente y, sobre todo, de manera segura al hacerlos. Así que, cuando te topes con un ejercicio nuevo, por favor dale gusto a mi naturaleza cautelosa. Tomate el tiempo de seguir las instrucciones paso por paso y, si no te importa, presta más atención a las sensaciones intuitivas de tu cuerpo; verás que realmente podrás sentir como tu cuerpo se acomoda en cada postura, como en un «entrar» y «salir» de cada ejercicio. Créeme.

(La frase «Todo es difícil antes de ser fácil» se adjudica al autor alemán J.W. Goethe.)

## 1.B: Levantamiento de Cadera – boca arriba con apoyo en pared

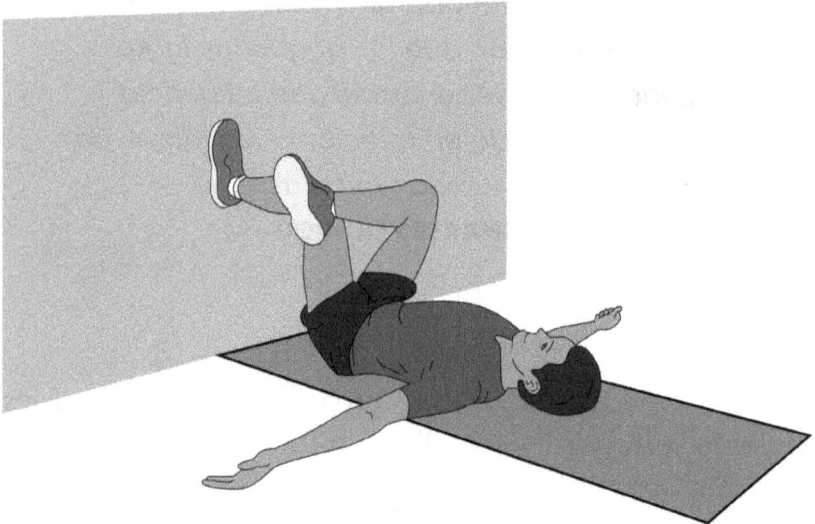

- Acuéstate de espaldas con las plantas de tus pies en la pared.
- Encuentra la distancia necesaria de manera que tus caderas y tus rodillas queden flexionadas a 90 grados.
- Manteniendo tu pie izquierdo vertical sobre la pared, pon la parte exterior del tobillo derecho sobre tu muslo izquierdo, justo por encima de tu rodilla.
- Si con esta posición sientes dolor o se levanta la parte posterior de tu pelvis, aléjate un poco de la pared hasta

que desaparezcan estos problemas. Si, por el contrario, no sientes estiramiento en el glúteo derecho, necesitas entonces acercarte a la pared hasta que sí lo puedas sentir.

- Una vez que sientas un estiramiento en tu glúteo derecho, con la pelvis sobre el piso y sin experimentar un aumento de dolor, estás en la posición correcta.
- Después de mantener esta postura por un minuto, repite el mismo estiramiento en el lado opuesto. Tal vez tengas que ajustar tu postura, ya sea más cerca o más lejos de la pared, para poder sentir que los glúteos se estiran. Pon atención a cualquier desbalance en la tensión entre ambas caderas.

Este ejercicio te ayuda a minimizar los desbalances musculares típicos que por lo general causan o perpetúan los problemas de alineación en caderas y/o pelvis.

Debido a que estás en una posición a la que se llama «número 4» (parece el número 4), en este ejercicio, cualquier restricción motriz casi siempre será causada por acortamiento en los tejidos blandos del glúteo opuesto y/o de la espalda baja. No se debe a ningún defecto innato de la cadera levantada. (Aclaro, la cadera levantada en la imagen es la del lado IZQUIERDO.) Recuerda, se considera que el rango total de movimiento en la flexión de cadera es de 125 grados.

En este ejercicio es muy común experimentar diferencias en el rango de movimiento entre ambas caderas. Por ello es importante estar atentos a dichos desbalances y luego trabajar para corregirlos. Una estrategia sólida en este ejercicio es aumentar al doble la cantidad de estiramiento del lado más restringido. Por ejemplo, si tu cadera derecha está más tensionada y menos móvil que la izquierda, debes entonces estirar el glúteo derecho, luego el izquierdo y, finalmente, estirar el glúteo derecho por segunda vez.

Esto ejemplifica la idea de utilizar una «rutina correctiva desbalanceada» para lograr balance en un cuerpo desbalanceado. Si estiras ambos lados equitativamente, tal vez puedas lograr un poco de alargamiento en o los músculos en cuestión, pero no tendrás la misma suerte realineando el esqueleto. Es de suma importancia entender que el alargamiento de los tejidos blandos sin normalizar la alineación ósea es, prácticamente, una pérdida de tiempo.

## Modificaciones

Si este ejercicio te causó dolor, por favor intenta las siguientes modificaciones en la secuencia en la que se presentan, hasta que puedas hacer el ejercicio por un minuto:

- Sepárate un poco de la pared para reducir la tensión en la cadera y espalda baja.
- Coloca una toalla enredada o un tubo de gomaespuma a debajo de tu espalda baja; esto evitará que el ejercicio abruptamente jale toda extensión en la curvatura de tu espalda baja mientras haces este estiramiento correctivo.

Si tus caderas están sobre la pared y no sientes mucho estiramiento en los glúteos, este ejercicio no te puede ofrecer nada más. Pasa al siguiente ejercicio en la progresión, 1.C Cruce de cadera.

## 1.C: Cruce de Cadera

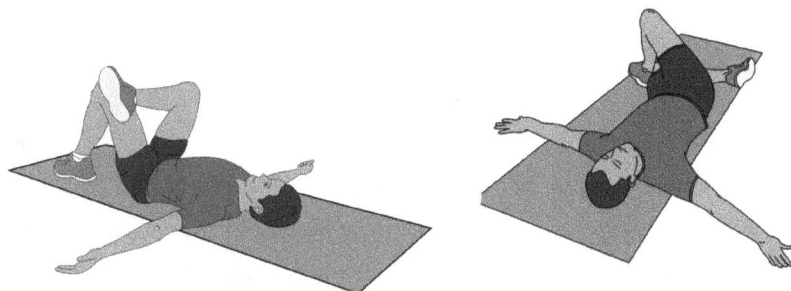

- Acuéstate sobre tu espalda con las rodillas dobladas a aproximadamente 90 grados y las plantas de tus pies planas sobre el piso.
- Coloca el exterior de tu tobillo derecho sobre tu muslo izquierdo, justo por encima de la rodilla.
- Pon las manos en el piso a la altura de los hombros con palmas hacia abajo; esto estabilizará la parte superior de tu cuerpo.
- La parte superior de tu cuerpo debe estar relajada y quieta, sin que la cabeza gire a ningún lado.
- Manteniendo el tobillo «pegado» a tu muslo, gira la parte inferior de tu cuerpo (de las caderas hacia abajo) hacia la izquierda. Si tienes rango total de movimiento podrás poner la parte exterior de tu muslo izquierdo y la planta de tu pie derecho sobre el piso.
- Una vez que la parte inferior de tu cuerpo haya girado lo más que puedas, utiliza solo los músculos de la cadera para empujar la rodilla derecha lo más lejos posible de tu cabeza. Debes poder levantar el muslo en forma «vertical» (90 grados de abducción en la cadera) o incluso un poco más. Mantén esta posición por un minuto.

- Repite el estiramiento en el otro lado por un minuto también.

La intención de este ejercicio es producir un estiramiento no agresivo en la espalda baja, caderas y muslos. Como siempre, ten cuidado con los desbalances entre ambos lados de tu cuerpo en términos de movilidad, tensión e incomodidad. Si te parece que tienes mucho menos movilidad en un lado, no te equivocaras al doblar tus esfuerzos en el mismo (i.e. estira el lado izquierdo, luego el derecho y, al final, el lado izquierdo de nuevo). Con el tiempo, esto te ayudará a brindar balance entre ambos lados del cuerpo.

## Modificaciones

- Si al tratar de girar en el piso sientes dolor, ya sea en la espalda baja o en la cadera, pon una almohada o cualquier otro objeto parecido entre el piso y tu muslo o pie para restringir el rango de movimiento. Esto te permitirá sentir estiramiento, pero sin dolor.

Si puedes girar toda la parte inferior de tu cuerpo hacia el piso sin que la parte superior se contorsione y si no sientes gran estiramiento en la parte baja, caderas o muslos, entonces has dominado este ejercicio. Es momento de pasar al siguiente ejercicio en la progresión, 1.D Postura de la paloma.

## 1.D: Postura de la Paloma

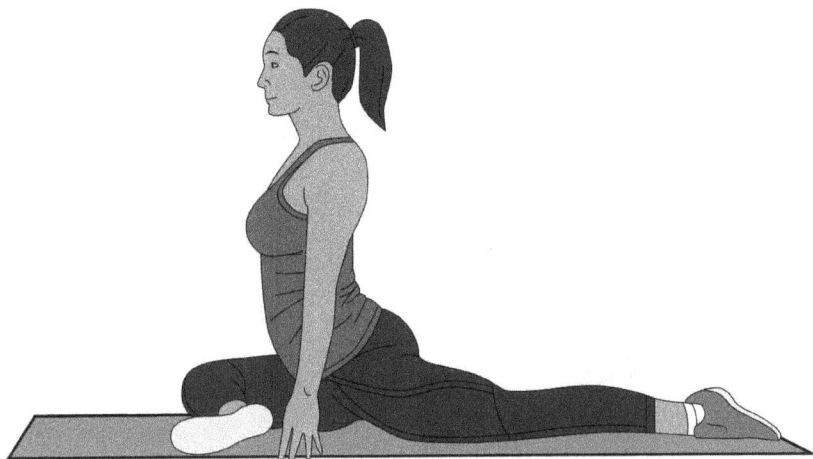

- Estoy consciente de que los puristas de yoga se estremecerán con esta manera poco tradicional para incorporarse en esta postura de la paloma, pero no importa.
- Comienza por acomodarte sobre manos y rodillas, mueve la rodilla derecha hacia adelante e intenta ponerla en la línea media, del centro de tu cuerpo, debajo del abdomen.
- Levanta la rodilla izquierda por un momento para que puedas deslizar fácilmente el pie derecho por debajo de esta y que quede frente a la rodilla izquierda y debajo de la cadera izquierda. Una vez que el pie derecho está del lado izquierdo de tu cuerpo, descansa otra vez la rodilla izquierda en el piso.
- Desliza la pierna izquierda hacia atrás en el piso y baja la pelvis hacia el piso, lo más que puedas. Extendiendo también el pie de manera que el empeine toque el piso de ser posible.
- Nota: Me he dado cuenta de que la mayoría de la gente

necesita comenzar con la variación de la Paloma dormida. (Ver esta postura en la ilustración abajo). Para esta postura «dormida», baja la parte superior de tu cuerpo hacia adelante o sobre tu muslo derecho. Si no puedes llegar hasta el muslo, puedes apoyar la parte superior de tu cuerpo en tus antebrazos. Esto añade un muy buen estiramiento para la espalda baja.

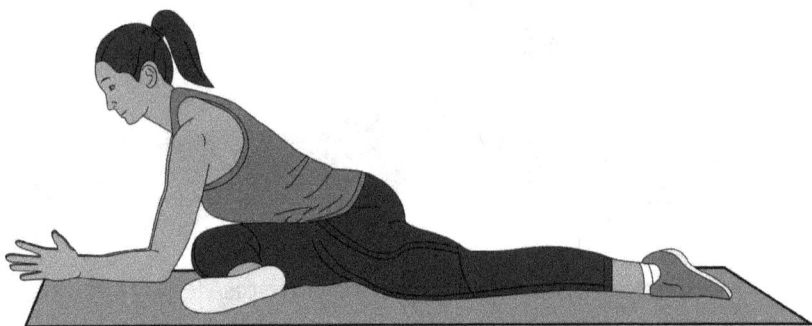

- Si sientes que puedes incrementar el estiramiento, jala con cuidado el pie hacia adelante (p. ej., el pie derecho hacia el codo izquierdo en la ilustración superior).
- Relájate en esta posición por un minuto, luego cambia de lado y repite.

## Modificaciones

Si este ejercicio te causó dolor, intenta las siguientes modificaciones en la secuencia en la que se presentan, hasta que puedas hacer el ejercicio por un minuto:

- Realiza el ejercicio sobre una superficie suave, como una cama o una colchoneta para ejercicio.

- No fuerces las piernas para separarlas demasiado.
- Nota: Si el ejercicio de la paloma te causa dolor en la rodilla (nuevo o existente), intenta el Estiramiento de glúteo Figura 4 (ilustrado abajo). Este ejercicio comienza de la misma manera que el ejercicio 1.B Levantamiento de cadera (boca arriba con apoyo en pared). Una vez en esa posición, usa las manos para sujetar el muslo levantado y jálalo hacia tu pecho hasta que sientas un estiramiento en los glúteos y/o espalda baja. Sostén la pose por un minuto y luego repite en el otro muslo. Haz tu mejor esfuerzo por mantener la cabeza y espalda alta en el piso.

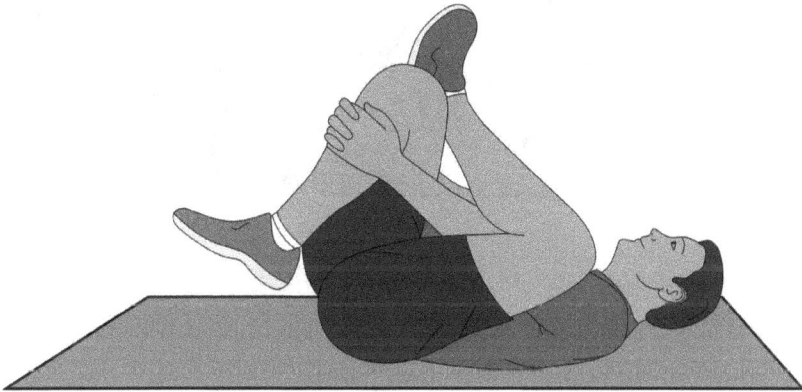

De regreso a la Postura de la paloma; si puedes bajar el pecho y ponerlo sobre el muslo al hacer la Paloma dormida (en cada lado) y si también puedes hacer la versión del torso vertical (Paloma Orgullosa) sin sentir mucho estiramiento en la espalda baja o glúteos, ¡lo has logrado! Y has logrado con ello dominar toda la primera progresión de ejercicios. Esto es un punto de referencia para ti porque la Postura de la Paloma es el ejercicio de mantenimiento en esta progresión. Por favor, sigue practicando y perfeccionando la ejecución de este ejercicio.

## 2.B: Estiramiento de Isquiotibiales – con apoyo en pared

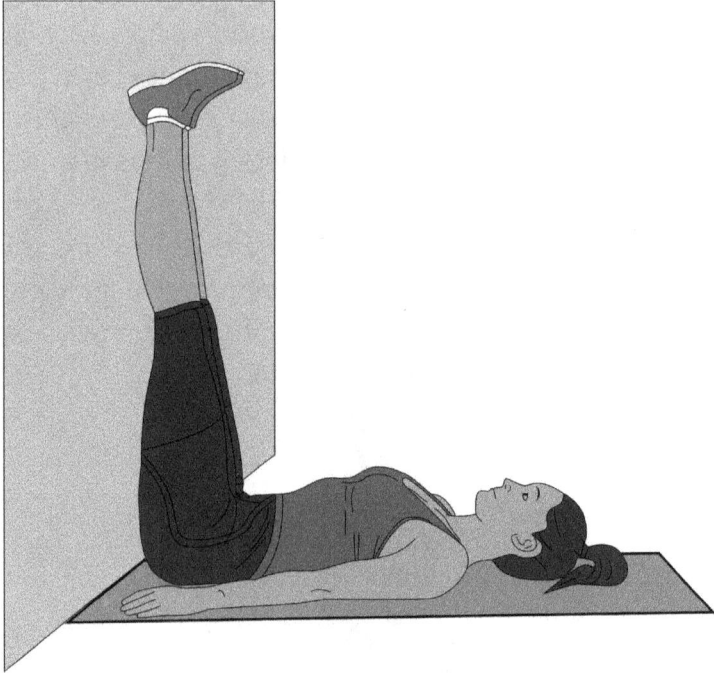

- Acuéstate de espaldas en el piso con las piernas arriba sobre la pared y los pies juntos.
- Acerca los glúteos lo más que puedas a la pared, sin que las rodillas se doblen o la pelvis se levante del piso. Si no puedes enderezar las piernas por completo, o si la pelvis se levanta un poco del piso, necesitas entonces separarte un poco de la pared.
- Si tus glúteos están contra la pared y sientes que la parte posterior de tus muslos se estira un poco sin que haya dolor en la espalda, perfecto. Practica ahora la respiración profunda mientras sigues en esta posición por un minuto.

La mecánica de este ejercicio tiende a promover el endere-zamiento y descompresión de la columna lumbar mediante un estiramiento suave de los tejidos blandos de la espalda baja (así como de los glúteos y los muslos).

## Modificaciones

Si este ejercicio te causó dolor o intensifica el ya existente, intenta las siguientes modificaciones en la secuencia en la que se presen-tan, hasta que puedas hacer el ejercicio por un minuto:

- Aléjate un poco de la pared para reducir la tensión en la espalda baja, glúteos y/o muslos.
- Nota: para algunas personas alejarse de la pared no es la mejor modificación, para ellos hay un mayor benefi-cio al permitir que las rodillas se doblen un poco, con esto alivian la tensión que les causa molestia.
- Si utilizaste una toalla enrollada o un tubo de gomaes-puma a través de la espalda en los ejercicios anteriores, tal vez lo tengas que hacer en este ejercicio también. Esto evitará que pierdas toda la curvatura de la espal-da baja.

Si no sientes mucho estiramiento con las piernas sobre la pared, puedes usar también una cuerda/banda de ejercicio para jalar las piernas hacia ti, alejándolas de la pared; esto puede mejo-rar el estiramiento. Sin embargo, la mejor opción es pasar al Esti-ramiento de Isquiotibiales – sentado (ejercicio 2.C). Esta versión te permite continuar estirando los músculos del muslo al mismo tiempo que mejora tu habilidad para estabilizar el torso en posi-ción vertical.

## 2.C: Estiramiento de Isquiotibiales – sentado

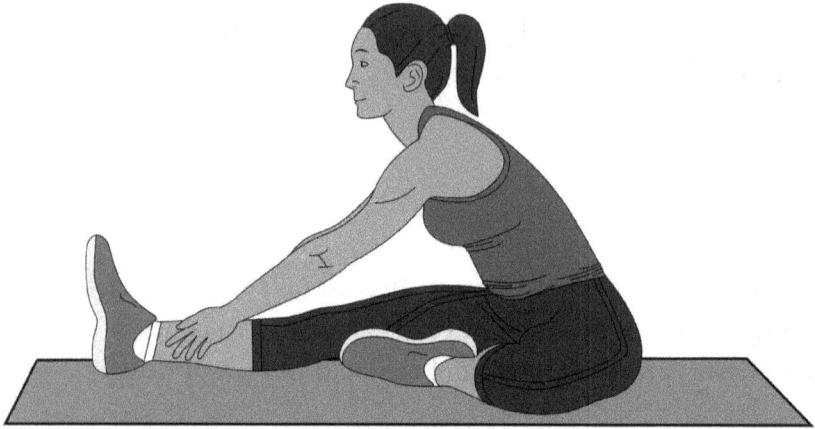

- Siéntate con la pierna derecha estirada hacia el frente y la planta de tu pie izquierdo apoyada en la parte interna de tu muslo derecho.
- Jala los dedos del pie derecho hacia ti y endereza la rodilla derecha tanto como te sea posible.
- Tensa los músculos del abdomen y mantén la columna lo más rígida posible mientras poco a poco bajas el pecho hacia la pierna estirada. Baja lo más que puedas para que sientas que los músculos isquiotibiales se estiran, pero sin ocasionar dolor en la espalda baja.
- Respira hondo y lento. Mantén esta posición por un minuto en cada lado. Es particularmente importante que, para que consigas tener éxito a largo plazo, evites que tu espalda se curvee durante este ejercicio y cualquier otro en el que el torso esté en posición vertical; por favor, mantén tu columna lo más derecha y rígida posible.

## Modificaciones

Si este ejercicio te genera dolor, nuevo o existente, lo más probable es que tengas problemas relacionados con una inhabilidad de estabilizar la columna.

- Puedes eliminar la incomodidad si no te inclinas mucho o si lo haces con menos fuerza. Si este cambio no reduce la irritación, por el momento regresa al ejercicio 2.B Estiramiento de Isquiotibiales – con apoyo en pared. Tal vez tu cuerpo necesite más tiempo para que los esfuerzos combinados de los otros ejercicios surtan efecto y mejoren la estabilidad de la columna (al estar en una posición vertical). Si ese es el caso, intenta de nuevo el estiramiento sentado de isquiotibiales, una vez a la semana, hasta que lo puedas hacer con comodidad. A medida que practiques los ejercicios del protocolo con diligencia, te moverás de manera gradual hacia tu meta de tener una espalda baja sin dolor.
- Cuando puedas mantener la columna derecha y rígida mientras te inclinas hacia adelante y tocar tus pies con ambas manos (sé que es una meta muy arbitraria, pero funciona), cualquier problema en la espalda baja tienen muy poco que ver con Isquiotibiales acortados. En este punto, es mucho más probable que tu necesidad de estabilidad en la columna sea mayor que tu necesidad de incrementar la longitud en los isquiotibiales. Pasa por favor al siguiente ejercicio.

## 2.D: Perro Boca Abajo

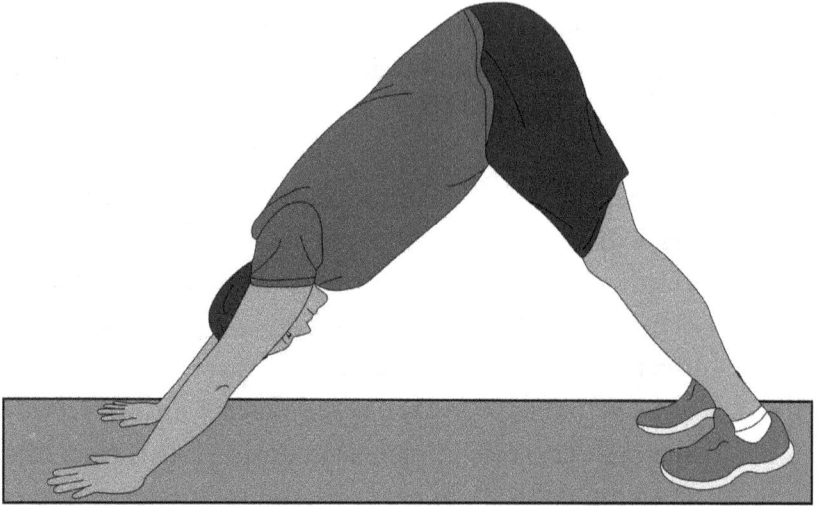

- Comienza sobre tus manos y rodillas en el piso, con los brazos y muslos lo más perpendiculares al suelo posible. Tus manos deben de estar separadas al ancho de hombros y las rodillas y pies deben de estar separados al ancho de caderas, con las manos apuntando hacia el frente y apoyándote en los dedos de los pies flexionados.
- Eleva las caderas lo más que puedas, de manera que tus rodillas se estiren lo más posible, apóyate sobre las plantas de los pies tanto como puedas. No cambies las manos o los pies de posición o distancia.
- Intenta que tu cuerpo esté creando dos líneas rectas, una de la cadera a los tobillos; la otra de la cadera a las manos. Debes de verte como una V boca abajo, empuja el pecho hacia las piernas.
- Endereza la columna, rodillas y codos. Trata de que los talones toquen el suelo.

- Practica la respiración lenta y honda al mismo tiempo que mantienes los músculos del torso activados. Esta habilidad es un gran logro por sí misma y si la puedes hacer con facilidad significa que vas por buen camino.

## Modificaciones

Si este ejercicio te causó dolor, o incrementó el existente, intenta las siguientes modificaciones en la secuencia en la que se presentan, hasta que puedas hacer el ejercicio por un minuto:

- Como ya lo mencionamos antes, si has llegado hasta esta parte del protocolo es muy poco probable que cualquier dolor durante este ejercicio se deba al acortamiento de músculos isquiotibiales; lo más probable es que se deba a la inhabilidad para estabilizar la espalda baja de manera eficiente. Por lo tanto, tu primera modificación debe ser redoblar esfuerzos en tensar los músculos del abdomen. Primero trata de sacar todo el aire de tus pulmones con energía y de tensar con fuerza los músculos del abdomen; luego intenta lo contrario, inhala profundamente y mantén la respiración, mientras tensas agresivamente tus músculos alrededor de esa respiración retenida. ¿Alguna de estas dos estrategias te ayudó a disminuir el dolor?
- Intenta mover las manos hacia adelante, alejándolas un poco de tus pies. Esto reducirá la demanda de flexión en la cadera y tal vez te permita reducir también el exceso de tensión en la espalda baja, glúteos y/o músculos isquiotibiales.
- Solo dobla un poco tus rodillas.

Espero que encuentres la manera de hacer esta postura sin ocasionar dolor. Si sientes un poco de estiramiento en la espalda, hombros, glúteos, isquiotibiales y/o pantorrillas durante esta postura, es un mensaje claro de que todavía hay trabajo por hacer. Debido a que es el último ejercicio de esta progresión, el Perro Boca Abajo debe ser parte de tu rutina de mantenimiento. Adoptar el Protocolo de la Alineación Primero e integrarlo a tu rutina diaria te ayudará a mejorar en este ejercicio.

### 3.B: Estiramiento de Muslo Interior – boca arriba con apoyo en pared

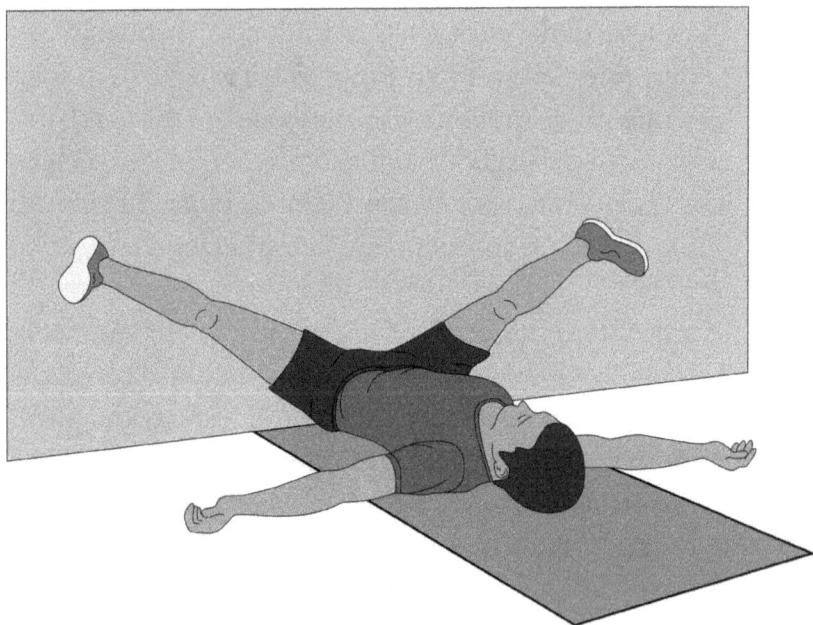

- Comienza acostado sobre tu espalda con las piernas arriba extendidas sobre la pared (sin doblarse) y tu cuerpo lo más cerca posible de la misma.

- Aprieta los músculos del abdomen y comienza a practicar tus ejercicios de respiración.
- Manteniendo las rodillas extendidas y los dedos de los pies apuntando hacia ti (tobillos en dorsiflexión), aleja los pies uno del otro tanto como puedas cómodamente. Quédate así por un minuto.

## Modificaciones

Si este ejercicio te causó dolor o incrementó el existente, intenta las siguientes modificaciones en la secuencia en la que se presentan, hasta que puedas hacer el ejercicio por un minuto:

- Si necesitaste de una toalla enrollada o un tubo de gomaespuma en los ejercicios previos que son boca arriba sobre tu espalda, es probable que también los necesites con este ejercicio.
- Asegúrate de tensionar el abdomen lo más posible.
- Limita la distancia entre tus piernas para reducir la tensión en los muslos internos y en las articulaciones de la cadera.

Si puedes separar tus piernas 90 grados (la abducción normal en la cadera se considera de 45 grados por lado), ¡felicidades! Es momento entonces de aumentar el grado de dificultad y pasar al siguiente ejercicio en esta progresión.

## 3.C: Estiramiento de Ingle (*Groiner*)

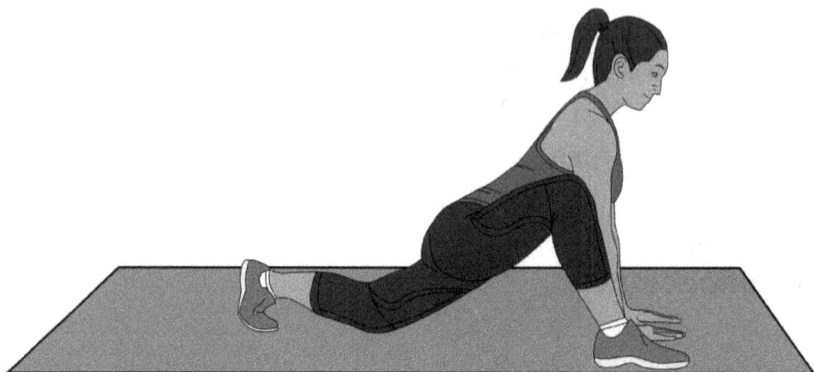

- Comienza en el piso sobre tus manos y rodillas, con los brazos y muslos perpendiculares al suelo. Tus manos deben de estar separadas al ancho de hombros y las rodillas al ancho de caderas. Tus dedos de tus manos deben de apuntar hacia el frente.
- Pasa todo tu peso sobre la rodilla y mano izquierda, levanta el pie derecho y colócalo por fuera y junto a tu mano derecha, con la planta del pie sobre el piso de maneara que también los dedos de tu pie derecho apunten hacia el frente.
- Con los dedos del pie izquierdo flexionados sobre el piso, desliza el pie y la rodilla izquierda lejos de ti, hacia atrás. Mantén la rodilla en el piso durante el estiramiento.
- Tensiona los músculos del abdomen mientras que tratas de levantar tu espalda baja y abdomen, alejándolos del piso.
- Presiona suavemente la rodilla derecha hacia afuera, lo más que puedas, sin perder la posición neutra en tu pie derecho.

- Relájate en el estiramiento y mantenlo por un minuto. Repite en el otro lado.

## Modificaciones

Si este ejercicio te causó dolor o incrementó el ya existente, intenta las siguientes modificaciones en la secuencia en la que se presentan, hasta que puedas hacer el ejercicio por un minuto:

- Asegúrate de tensionar los músculos del abdomen lo más que puedas.
- Puedes reducir qué tan lejos deslizas la pierna que va hacia atrás para aminorar la tensión en los músculos internos del muslo y la presión en las articulaciones de la cadera.
- Si no puedes encontrar una modificación para este ejercicio que te sea cómoda, tal vez tengas que regresar a la versión previa, Estiramiento de Muslo Interior (3.B boca arriba con apoyo en pared). Continúa practicándolo hasta que tu cuerpo esté listo para la exigencia de estabilidad que el Estiramiento de Ingle requiere. Revisa cada semana tu avance hasta que tu propio cuerpo te dé luz verde para avanzar a la siguiente progresión del ejercicio.

Si puedes hacer el Estiramiento de Ingle con poca sensación de estiramiento, sin dolor o sin incrementarlo, vas bien. Pasa al siguiente ejercicio en la progresión, 3.D.

## 3.D: Estiramiento de Muslo Interior – sentado

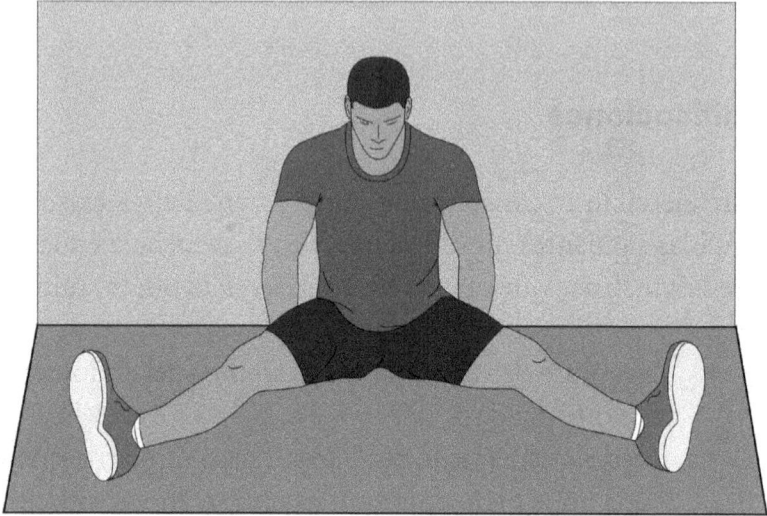

- Siéntate en el piso con la espalda recargada sobre la pared y las piernas estiradas hacia el frente.
- Jala los dedos de los pies hacia ti y estira lo más que puedas las rodillas.
- Tensiona los músculos del abdomen, empuja tu espalda baja contra la pared y separa las piernas lo más que puedas cómodamente. Si tu espalda alta no está demasiado flexionada, debes de poder mantener tu espalda alta, así como la parte posterior de tu cabeza contra la pared sin que eso interfiera con tu habilidad de presionar tu espalda baja hacia la pared.
- Respira profundo y lento. Quédate así por un minuto.

## Modificaciones

- Si este ejercicio te causó dolor o incrementó el existente, reduce la distancia entre tus piernas, así como la fuerza para mantenerlas separadas. Esto posiblemente haga la diferencia.
- Si no sientes incomodidad al empujar la espalda baja contra la pared, intenta inclinarte hacia adelante para acentuar tu estiramiento.

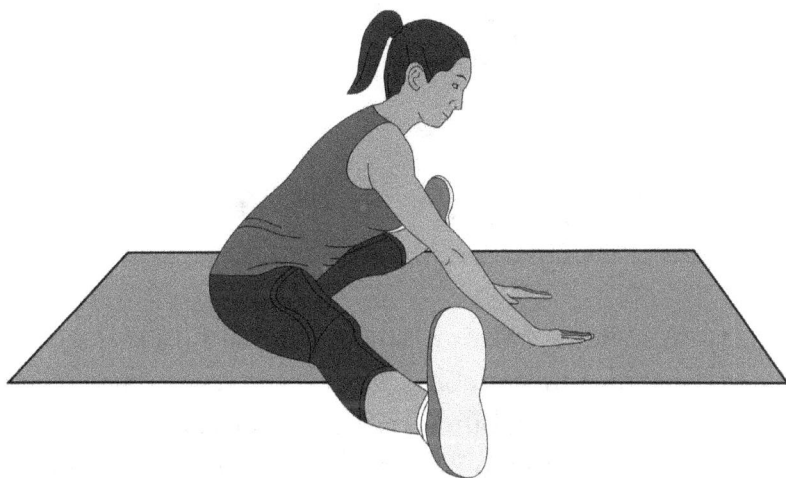

- Cuando puedas mantener la columna recta y rígida al inclinarte hacia adelante habrás alcanzado el estándar de oro del estiramiento del interior de los muslos. Este estiramiento será también parte de tu rutina de mantenimiento del Protocolo de la Alineación Primero.

## 4.B: Estiramiento de Flexor de Cadera – de rodillas

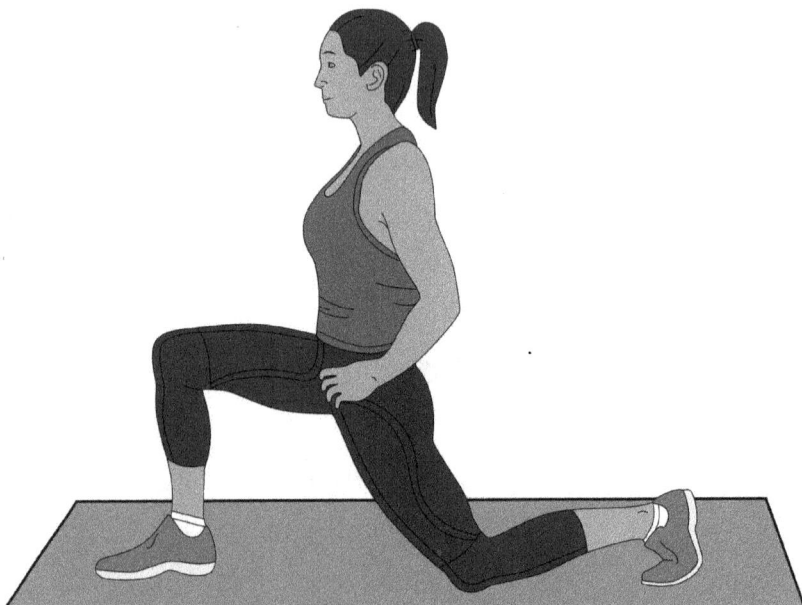

- Apóyate sobre tu rodilla izquierda a un lado de una pared o un mueble grande; esto te ayudará a tener balance y estabilidad si la necesitas, aparte de servirte como apoyo para poderte parar, en caso de ser necesario.
- Pon una almohada o algún otro objeto pequeño y suave debajo de tu rodilla para evitar dolor o incomodidad.
- Coloca tu pie derecho en frente de ti de manera que tu rodilla y cadera derecha estén flexionadas a 90 grados.
- Flexiona los dedos del pie izquierdo y jálalos hacia tu rodilla izquierda de manera activa (tobillo en dorsiflexión).
- Tensiona los músculos del abdomen lo más que puedas y mantén esa tensión durante el minuto del ejercicio.

- Con cuidado, empuja la cadera hacia adelante de manera que generes un leve estiramiento al frente de la cadera y muslo izquierdos.
- Trata de mantener la columna lo más vertical y rígida posible, al mismo tiempo que intentas elevar la cabeza hacia el techo, como si quisieras que la coronilla de tu cabeza lo tocara.
- Una vez que tu pelvis llegue lo más al frente posible, desliza el pie derecho hacia adelante para recuperar los 90 grados de flexión en la rodilla.
- Mantén la posición por un minuto, luego cambia de lado y repite.

No he visto a muchas personas con flexión crónica de cadera, pero sí a muchas con la pelvis muy rotada hacia el frente. Este ejercicio (y las variaciones que le siguen del Estiramiento de Sofá) puede ser de gran ayuda para normalizar la excesiva rotación anterior de pelvis. Una de las causas más comunes del dolor crónico de espalda baja es el acortamiento de los músculos flexores de cadera, sobre todo el acortamiento asimétrico del músculo iliopsoas.

## Modificaciones

- Si este ejercicio te causó dolor en la espalda baja, intenta hacerlo con menos fuerza para que lo puedas seguir realizando.
- También asegúrate de maximizar la tensión abdominal para proteger la posición y estabilidad de la espalda baja.
- Como puedes imaginarte, durante este ejercicio es

más común el dolor de rodillas que el de espalda. Si te duelen las rodillas, asegúrate de tener suficiente amortiguación entre la rodilla y el piso. Una alternativa a este ejercicio es el Estiramiento decúbito lateral del flexor de la cadera (ver la siguiente ilustración). No me gusta mucho este ejercicio porque a muchas personas se les dificulta estabilizar la columna al estar recostadas de lado; sin embargo, debemos de tomar en cuenta a las rodillas hipersensibles.

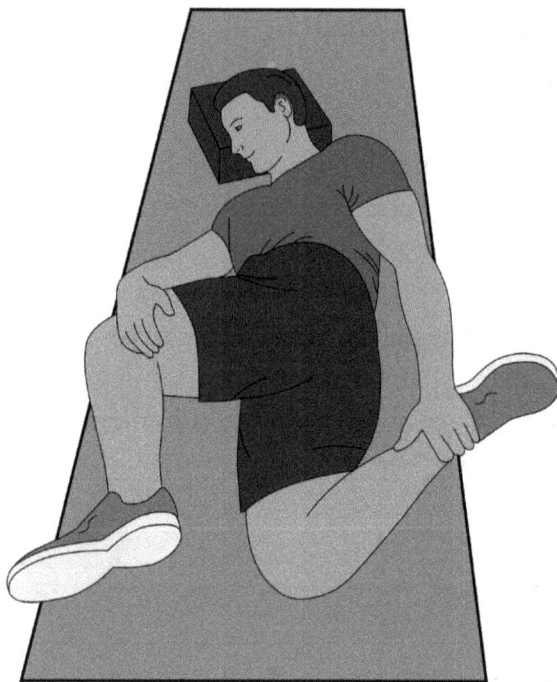

- Por otro lado, si no sientes dolor y tienes rango de movimiento total en la extensión de la cadera (40 grados) durante el estiramiento de rodillas del flexor de la cadera, puedes entonces pasar al siguiente ejercicio en la progresión (4.C, Estiramiento en sofá).

## 4.C: Estiramiento en Sofá – Posición 2

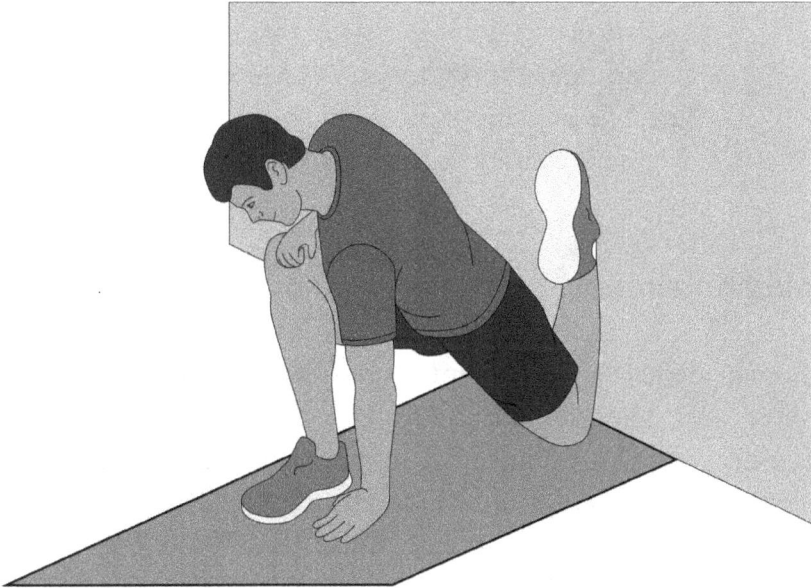

- Comienza este ejercicio en el piso sobre manos y rodillas.
- Apóyate sobre una colchoneta, almohada o un tapete de yoga para minimizar la presión en las rodillas.
- Retrocede hasta que las plantas de tus pies toquen la pared.
- Desliza la rodilla izquierda hacia atrás: la rodilla y la parte inferior de la pierna (espinilla y pantorrilla) deben de quedar sobre la pared en de forma vertical (posición 1).
- Cambia tu peso a la rodilla y mano izquierda para que puedas poner el pie derecho a un lado de la mano derecha.
- Apunta tu pie derecho hacia el frente y jala con cuidado la rodilla derecha hacia la derecha, lo más que puedas sin perder la posición neutra del pie.
- Tensiona los glúteos y músculos abdominales durante un minuto.

- Nota. A pesar de que la ilustración muestra a una persona con una mano en su muslo, la mayoría de los pacientes con dolor de espalda baja a los que atiendo tardan meses apoyados en el suelo con ambas manos antes de poder lograrlo.
- Repite el estiramiento en el otro lado.

## Modificaciones

A pesar de ser un estiramiento agresivo para la mayoría, pocas veces causa dolor de espalda baja. El problema más común que requiere de una modificación es la tensión del estiramiento causado al tener un pie junto a la mano (posición 2). No temas si este es tu caso. Es totalmente válido al inicio no llegar el pie hasta la altura de la mano.

Intenta llegar a la mitad de la distancia entre pie y mano (llamémosle posición 1.5) o incluso a un cuarto de distancia (Posición 1.25). Encuentra la distancia para tu pie que te permita estirar la cadera y muslo, pero no tanto que te sientas en riesgo. Practica este reto y más pronto de lo que esperas podrás poner tu pie a un lado de tu mano. Aunque este estiramiento parece agresivo, con regularidad veo pacientes en mi clínica que lo pueden hacer, a pesar de que la mayoría ha tenido cirugía de rodilla o cadera e incluso reemplazo de articulaciones. Así que no dudes en usar suficiente amortiguación para la rodilla si es necesario, ni tampoco hagas el estiramiento de manera agresiva; encuentra "tu propia manera" de hacer este tan valioso ejercicio.

## 4.D: Estiramiento de Sofá – Posición 3

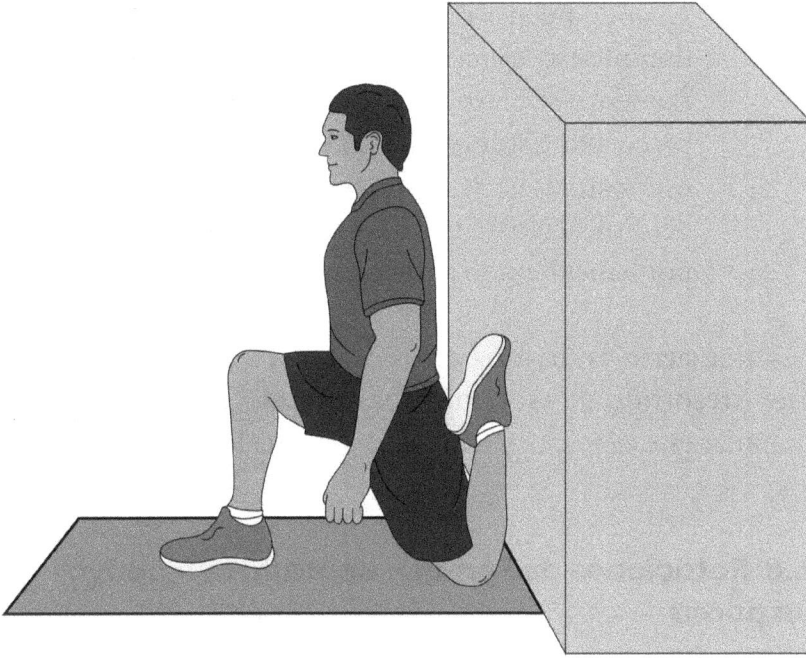

- Una vez que puedas hacer el Estiramiento en sofá – Posición 2 (el ejercicio previo) con comodidad durante un minuto, estás listo para pasar a la Posición 3, como se muestra arriba.
- La única diferencia entre ambos ejercicios es que en la Posición 3 tu torso debe de estar en posición vertical.
- Es de suma importancia contraer los músculos del abdomen y espalda baja de manera coordinada durante este ejercicio para proteger tu espalda baja. De no ser así, cualquier rango de movimiento extra que obtengas, probablemente vendrá de una hiperextensión de la columna en lugar de extensión en la cadera.
- Tensionar/apretar los músculos de tus glúteos durante

este ejercicio también te ayuda a maximizar la elongación en los flexores de la cadera (vía inhibición recíproca).

- Cuando puedas mantener la columna recta y vertical durante este ejercicio habrás llegado a la cima del estiramiento de flexores de cadera en lo que respecta al protocolo. Este es el estiramiento de flexores de cadera que seguirás haciendo en tu rutina de mantenimiento del Protocolo de la Alineación Primero. ¡Felicidades por haber llegado hasta este punto!

Por cierto, la mayoría de las personas que se embarcan en este «recorrido de estiramientos», al inicio no creen poder dominar este ejercicio; y aún así, la mayoría lo logra.

## 5.B: Rotaciones de Fémur – sentado con apoyo en pared

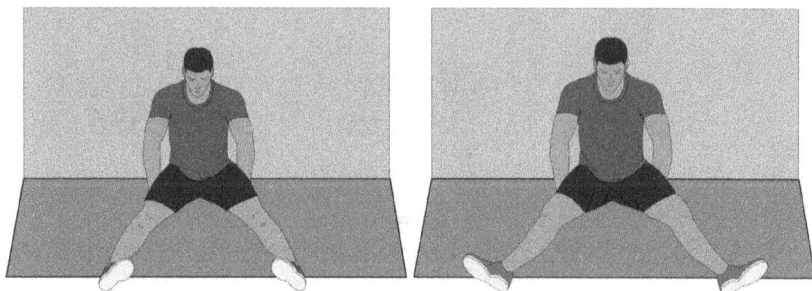

- La única diferencia entre las Rotaciones de fémur sentado y la versión acostado boca arriba que ya has hecho, es que esta se hace sentado.
- Siéntate en el piso con la espalda y la cabeza contra la pared, las piernas estiradas hacia el frente y separadas, aproximadamente un metro.

- Jala los dedos de tus pies hacia ti (tobillos en dorsiflexión) sin doblar las rodillas.
- Con fuerza, tensiona los músculos del abdomen y presiona con fuerza la espalda baja contra la pared; mantenlos así durante todo el ejercicio.
- Mientras mantienes todos estos elementos, gira las rodillas/pies hacia ellos mismos, hacia adentro, y luego aléjalos de manera lenta rotándolos hacia afuera, con un ritmo lento y constante, haciendo una pequeña pausa al final de cada movimiento.
- Repite 20 veces.

Esta progresión del ejercicio es simple pero importante; te ayuda a establecer una posición pélvica neutra y una espalda baja estable. Con esta práctica regular de rotación de las caderas prepararás a las articulaciones de la cadera para que te duren toda la vida.

Este ejercicio también es parte de tu rutina de mantenimiento; con el tiempo lo dominarás.

## 6.B: Levantamiento de Caderas

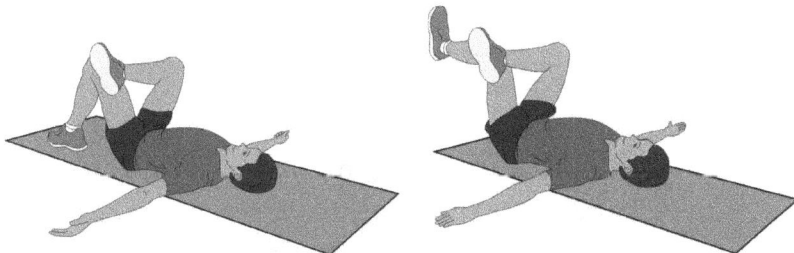

- Acuéstate boca arriba con las rodillas dobladas a 90 grados y las plantas de los pies sobre el piso.

- Coloca la parte exterior del tobillo derecho sobre tu muslo izquierdo, justo arriba de la rodilla.
- Pon las manos al lado de tu cuerpo con las palmas hacia abajo para estabilizar la parte superior de tu cuerpo.
- Tensiona los músculos abdominales.
- Manteniendo el tobillo derecho pegado a tu muslo izquierdo, levanta la rodilla izquierda hacia tu pecho, lo más que puedas sin que sea incómodo.
- La meta es lograr al menos 90 grados de flexión en la cadera y mantenerla así por un minuto.
- Repite el ejercicio en el otro lado, también por un minuto.

La meta de este ejercicio es producir una contracción fuerte en los músculos flexores de la cadera. Como siempre, mantente en alerta de los desbalances entre ambos lados de tu cuerpo en cuando a movilidad, tensión y malestar. Si te parece que tienes menos movilidad en un lado que en otro, duplica el trabajo en ese lado; p. ej., trabaja el lado izquierdo, luego el derecho, luego el izquierdo otra vez. Al duplicar los estiramientos en el lado menos móvil, le estarías ayudando a tu cuerpo a encontrar equilibrio entre ambos lados.

## Modificaciones

- Si utilizaste una toalla enrollada o un tubo de gomaespuma bajo la espalda con los otros ejercicios, es probable que los necesites también en este.
- Si sientes dolor al realizar este ejercicio, ya sea en la espalda baja o en la cadera, regresa al ejercicio Insecto muerto modificado (6.A, Capítulo 9). Evalúa el levan-

tamiento de caderas una vez por semana hasta que lo puedas hacer sin sentir dolor.

Si puedes flexionar las caderas 90 grados y mantenerlas así por un minuto, en ambos lados del cuerpo, entonces es momento de pasar al siguiente ejercicio en esta progresión.

## 6.C: Giro Ruso para la parte inferior del cuerpo x 20

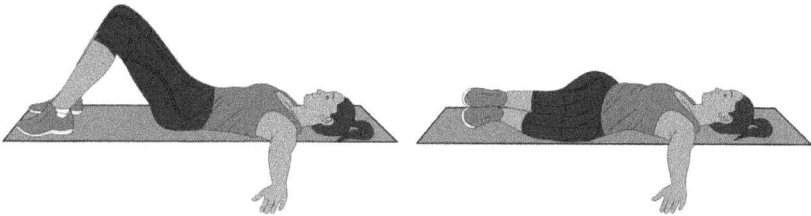

- Acuéstate de espaldas en el piso con las rodillas dobladas 90 grados y las plantas de los pies sobre el piso.
- Pon las manos a la altura de los hombros en el piso con las palmas hacia abajo para estabilizar la parte superior del cuerpo.
- Hay tres niveles en este ejercicio. Mantén los músculos abdominales apretados y los pies y rodillas juntos durante cada versión del ejercicio.
- Primero, vas a mantener los pies en el piso y las rodillas juntas, mientras que las bajas con cuidado hacia un lado y luego hacia el otro. Primera ilustración.
- El siguiente nivel es levantar los pies del suelo, con las rodillas dobladas, y tratando de mantener 90 grados de flexión en la cadera (las rodillas juntas y justo arriba de tus caderas), mientras que con cuidado bajas las rodillas hacia un lado y luego hacia el otro.

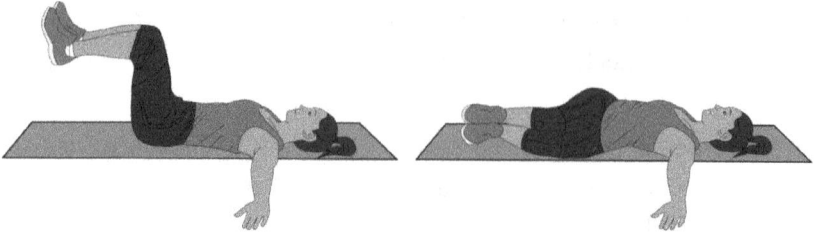

- La última versión es hacer el ejercicio con las rodillas estiradas lo más posible.

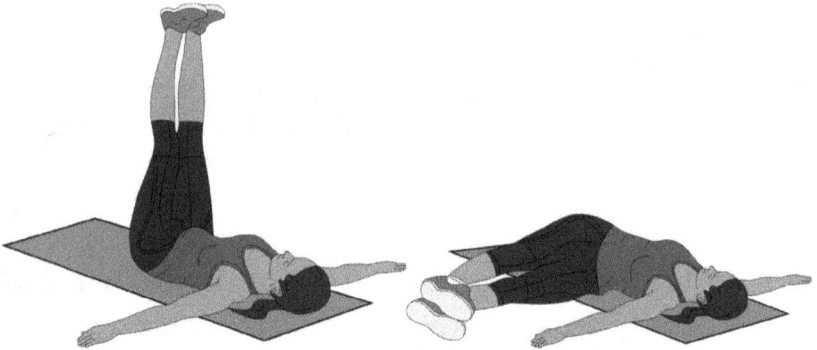

- Manteniendo la parte superior de tu cuerpo en su lugar, jalando los dedos de los pies hacia ti, mantén las rodillas juntas mientras bajas las piernas lentamente a un lado y luego al otro.
- En este ejercicio cada repetición se cuenta una vez que regresas a la posición inicial después de haber bajado las piernas a ambos lados; no cuentes 10 repeticiones si solo haz hecho cinco.

A medida que progreses en este ejercicio, irás fortaleciendo cada músculo del abdomen que posees. A través de los años, he tenido algunos pacientes con dolor crónico de espalda baja que me han dicho que este ejercicio, por encima de los demás, logró el cambio más significativo en sus vidas.

## Modificaciones

- Si sientes dolor al intentar realizar este ejercicio, regresa ya sea al Levantamiento de Caderas o a la versión previa del Giro Ruso, que no te provocaban dolor. Evalúa cada semana el ejercicio que no te permite progresar en la serie, hasta que lo puedas hacer sin sentir dolor.

Si puedes hacer 10 repeticiones de este ejercicio con las piernas estiradas, con al menos 90 grados de flexión en la cadera, sin sentir dolor y de manera controlada es momento de graduarte al último ejercicio en esta serie.

## 6.D: *Abdominales* con Espalda Recta x 20

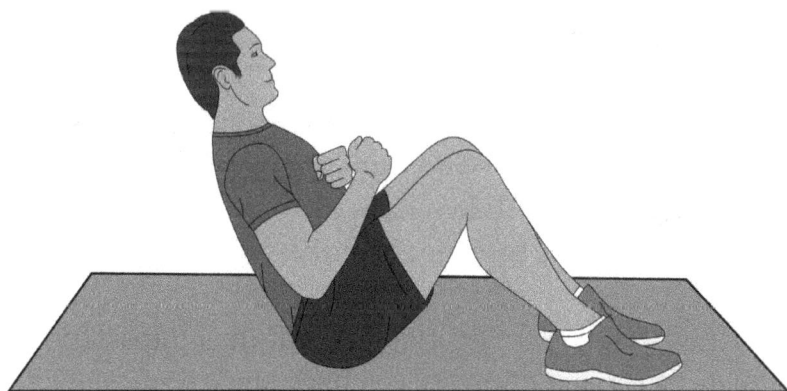

- Siéntate (como muestra la ilustración), con pies y rodillas separadas a ancho de caderas y las rodillas dobladas

90 grados aprox. luego asegura los pies debajo de un objeto que no se mueva.

- Aprieta con fuerza los músculos del abdomen y cruza los brazos sobre tus costillas, y metiendo tus manos por debajo de tus brazos; esto proporcionará más estabilidad a tu torso.
- Manteniendo tu columna lo más derecha y rígida posible, baja poco a poco tu torso, hasta que solo la parte posterior de tu cabeza toque el suelo suavemente, luego levanta el torso y regresa a la posición inicial. No dejes que ninguna otra parte de tu cuerpo toque el suelo.
- Tu meta es eventualmente poder hacer 20 repeticiones completas.

Este es el ejercicio más difícil en esta progresión, pero mientras logres estabilizar tu abdomen, entonces toda la flexión ocurre en las caderas, protegiendo así, tu espalda baja.

## Modificaciones:

- Si al intentar este intentar realizar este ejercicio, sientes dolor, regresa al Giro Ruso. Después ve evaluando este ejercicio de Abdominales con Espalda Recta una vez por semana hasta que lo puedas hacer sin sentir dolor.

Si puedes hacer 20 repeticiones de manera controlada de este ejercicio, con la columna recta, con buen rango de movimiento, es muy probable que no hayas tenido dolor de espalda baja por un buen tiempo. Para cuando hayas logrado este nivel de funcionalidad, el Protocolo de la Alineación Primero ya te habrá ayudado a mejorar la alineación ósea, balance muscular y estabilidad. Si estás en este nivel (o una vez que llegues a él), la buena noticia es que no serás un probable candidato para el dolor lumbar derivado de una asimetría mecánica, el origen más común del dolor de espalda baja. ¿La mala noticia? No hay ninguna.

El ejercicio de Abdominales con Espalda Recta es parte de la rutina de mantenimiento del Protocolo de la Alineación Primero, pero de hecho prefiero que hagas los dos, estos Abdominales y el Giro Ruso, o al menos que los alternes cada día o cada semana. Si puedes realizar estos ejercicios apropiadamente, la combinación de ambos proporciona una variedad de estímulos abdominales increíblemente saludables, sobre todo a quienes tienen antecedentes de dolor crónico de espalda baja.

## 7.B: Estiramiento Gato/Perro x 20

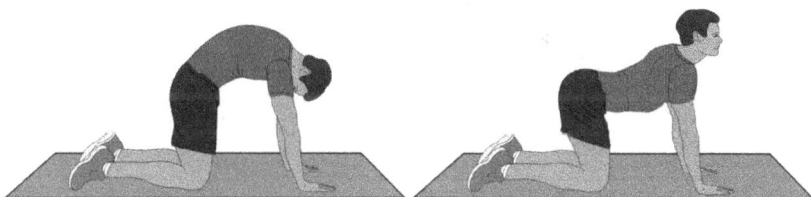

- Sosteniéndote de pies y rodillas sobre el suelo con los brazos y los muslos lo más perpendiculares posibles al piso.
- El objetivo de este ejercicio es flexionar toda tu columna y extenderla a través del mayor rango de movimiento posible sin perder la posición vertical de brazos y muslos.
- Un par de cosas te ayudarán a lograr la técnica apropiada en este ejercicio. En primer lugar, inicia con la

parte denominada Gato metiendo el coxis y la barbilla uno hacia el otro. Haciéndolo te ayudará a exhalar con fuerza durante el movimiento.

- Luego, cuando estés listo para la postura de extensión denominada Perro, levanta el coxis y la parte superior de la cabeza hacia el techo. No olvides inhalar largo y profundo mientras realizas este movimiento.
- No necesitas pausar en ninguna de estas posturas por más de un segundo; en este ejercicio, la magia está en la fluidez de movimiento.

## Modificaciones

Si este ejercicio te produce o incrementa dolor, simplemente intenta hacerlo con menor rango de movimiento. Evita el rango donde el dolor inicia y sigue adelante. A medida que lo practiques, tu cuerpo te gradualmente te permitirá ir incrementando tu rango de movimiento.

Si a pesar de todos tus esfuerzos el dolor sigue ahí, es mejor regresar a la Postura del niño (7.A en el Capítulo 9) y semana con semana evaluar el avance hasta que tu cuerpo esté listo y te dé luz verde para realizar el estiramiento Gato/Perro.

Si puedes hacer 20 repeticiones con rango total de movimiento, puedes entonces empezar a practicar Giros en piso.

## 7.C: Giros en Piso

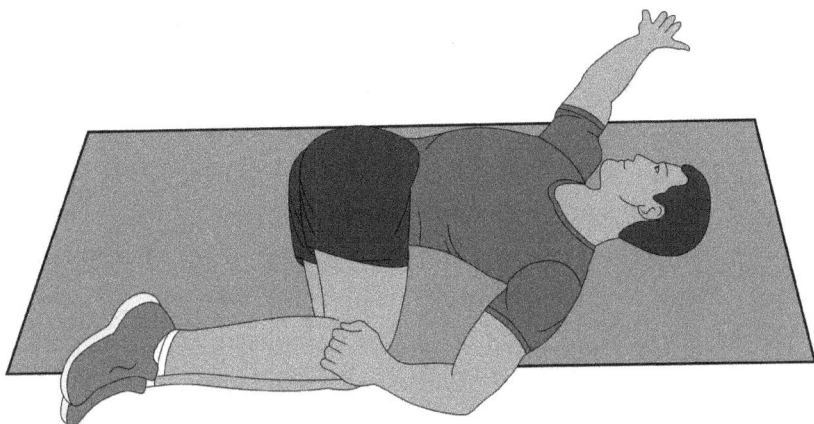

- Acuéstate en el piso sobre tu lado izquierdo, con las caderas y rodillas flexionadas a unos 90 grados.
- Tal vez necesites una almohada para tu cabeza, para darle soporte a tu cuello y estar en una posición cómoda.
- Tensiona los músculos del abdomen para estabilizar tu espalda baja.
- Coloca tu mano izquierda frente tus rodillas, tocándolas firmemente. Esto te ayudará a mantener la alineación vertical de tus rodillas; si mantienes las rodillas apiladas así, obtendrás el mayor beneficio de este ejercicio, de otra manera, si pierdes esta posición ideal entonces el ejercicio se vuelve un estiramiento de hombros común y corriente.
- Coloca la mano derecha en la parte exterior de la rodilla derecha, luego, con el codo recto, levanta ese brazo por encima del torso en forma diagonal al mismo tiempo que vas girando el torso. Recuerda mantener las rodillas apiladas una encima de la otra sin que se deslice la

que queda encima. Quiero que tu mano quede detrás de ti y ligeramente más arriba de la altura de tu cabeza con palma hacia arriba. Idealmente tu brazo derecho, debería estar a unos 45 grados en relación con el cuello.

- Siempre que no tengas problemas agudos en el cuello, lenta y suavemente gira tu cabeza de manera que puedas mirar tu mano derecha.
- Practica tus ejercicios de respiración profunda y deja que la gravedad se encargue del resto.
- Después de un minuto en esta postura, date la vuelta y repite el estiramiento en el otro lado.

## Modificaciones

- Es muy raro que este ejercicio le provoque dolor a quien padece de dolor de espalda baja; si te resulta doloroso a ti, restringe el rango de movimiento con una almohada, un rollo de gomaespuma o algo similar.
- Si no encuentras la manera de realizar este ejercicio de manera cómoda, entonces déjalo de lado por un tiempo y regresa al estiramiento gato/perro. Evalúa los Giros en piso cada semana hasta que deje de ser doloroso.

Si este ejercicio no te causa incomodidad o dolor, pasa al siguiente.

## 7.D: Estiramiento del Cuadrado Lumbar

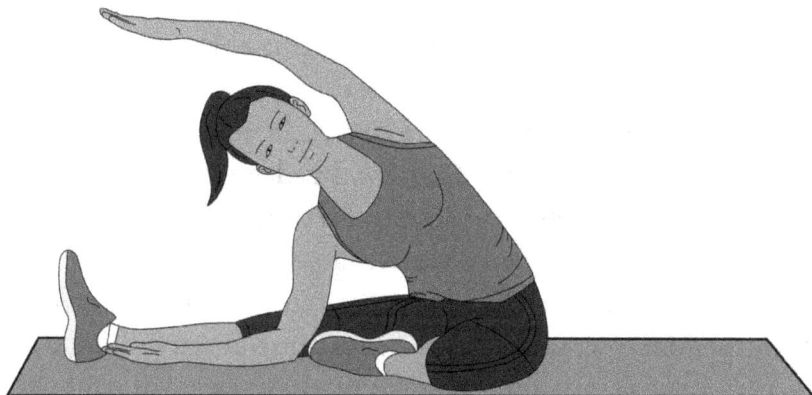

- Siéntate en el piso con las piernas estiradas y lo más separadas posible, mientras sea cómodo.
- Empuja las rodillas contra el piso para que se mantengan estiradas y jala los dedos de los pies hacia ti. Intenta que los pies y las rodillas apunten hacia arriba de manera que tu patela esté perpendicular al piso.
- Dobla la rodilla izquierda hasta que la planta del pie toque la parte interior de tu muslo derecho.
- Baja el antebrazo derecho hasta el piso, junto a la rodilla y el lado interior de tu pantorrilla derecha. La palama de tu mano derecha debe quedar hacia arriba.
- Mantén la cabeza viendo hacia el frente e inclina tu cuerpo hacia la derecha, como si trataras de poner la oreja derecha sobre la rodilla derecha.
- Levanta la mano izquierda por encima de ti y hacia tu pie derecho.
- Respira lento y profundo por un minuto en esa posición.
- Repite en el lado izquierdo.

Este es otro de los ejercicios que carecen de una buena modificación que no cambie su naturaleza. Si este ejercicio te causa dolor y a pesar de hacerlo con menor intensidad el dolor no cede, regresa a los Giros en Piso. Evalúa el Estiramiento del Cuadrado Lumbar cada semana hasta que ya no te cause dolor.

Este ejercicio es parte de la rutina de mantenimiento del Protocolo de la Alineación Primero. Puede resultar muy difícil para algunas personas, pero el resto del protocolo está diseñado para ayudarte a avanzar en este ejercicio, así como con los demás ejercicios. La constancia en este proceso te ayudará a mejorar tu desempeño. Lo sé, suena a que tienes que trabajar en ello, y así es, pero cada avance a un ejercicio nuevo es estar un paso más cerca de la eliminación de tu problema de dolor.

## 8.B: Estiramiento de Pantorrilla – Parado

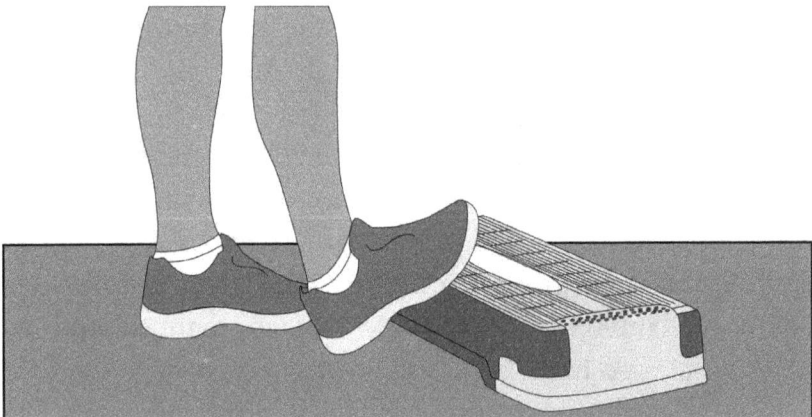

- Utiliza un objeto que te permita levantar la bola (metatarsos) del pie, hay muchas opciones. Algunas personas utilizan tablas inclinadas hechas para eso, un pedazo de madera o un rollo de gomaespuma a la mitad. Si la dorsiflexión en tu tobillo está restringida (la normal se considera de 20 grados), utiliza algo con solo unos pocos centímetros de grosor.

- Sostente de algo con una o ambas manos para que tengas balance.
- Comienza poniendo todo tu peso sobre el talón de tu pie derecho.
- Levanta la punta del pie derecho del suelo lo más posible y coloca el objeto que elegiste debajo del pie (la idea es que toque o casi toque el pie).
- Con la rodilla derecha recta, empuja la cadera derecha hacia adelante hasta que sientas un leve estiramiento en la pantorrilla o en el pie derecho.
- Mantén esta posición por un minuto y luego repite en la otra pierna.

## Modificaciones

- Si este ejercicio te produce dolor, intenta hacerlo con menor rango de movimiento.
- Un objeto pequeño debajo del metatarso puede servir también.
- Intenta doblar ligeramente la rodilla.
- Si estas sugerencias no te ayudan a reducir o eliminar el dolor, entonces necesitas regresar al Estiramiento de pantorrilla – supina con apoyo en pared (8. A, en el Capítulo 9) por el momento. Reevalúa el Estiramiento de Pantorrilla – parado, una vez por semana, hasta que no haya dolor al hacerlo.
- Si tu rango de movimiento en la dorsiflexión del tobillo es mayor de 20 grados (por ejemplo, 40 grados o más),

necesitas hacer los Levantamientos de Pantorrilla (8.C abajo) en lugar de los Estiramientos de Pantorrilla. Los tobillos y pies pueden tener un rango de movimiento amplio; si este es tu caso, es muy importante que hagas todo lo posible por desarrollar suficiente fuerza y estabilidad para poder controlar toda la movilidad que tienes.

- Si no experimentas ningún síntoma agravado con este ejercicio, intenta usar la pared como obstáculo.

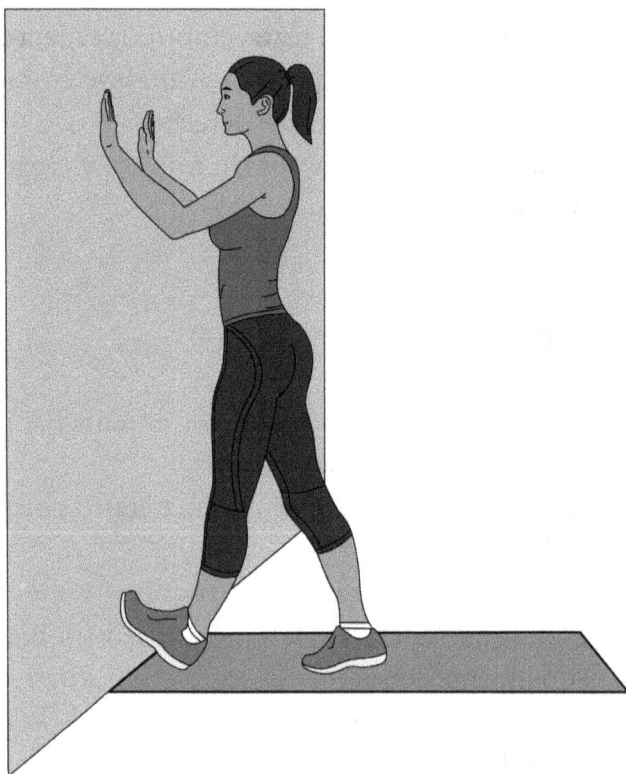

- Para algunas personas resulta incómodo utilizar la pared, incluso imposible si no hay suficiente movilidad, pero si no es el caso para ti, te recomiendo entonces usarla. Este ejercicio es parte de la rutina de manteni-miento del Protocolo de la Alineación Primero, ya sea que uses la pared o algún objeto. Mantener los múscu-los de los pies y pantorrillas saludablemente estirados te permitirá disfrutarlos por el resto de tu vida.

## 8.C: Levantamiento de Pantorrilla en Escalón

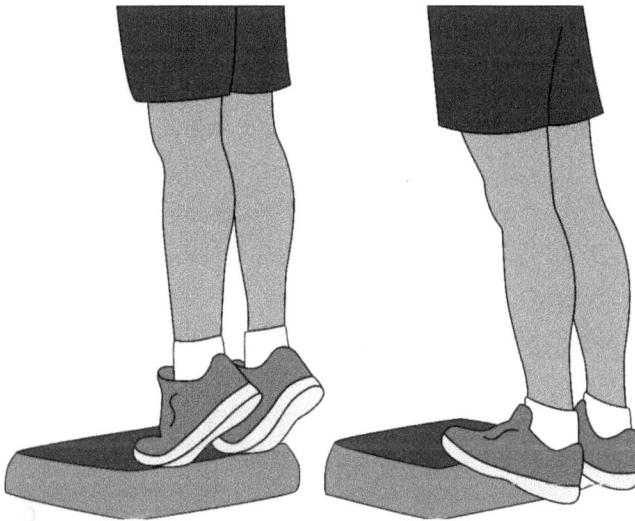

- Párate con los pies paralelos en un escalón; los talones suspendidos en el aire, la otra mitad de los pies apoya-dos en la orilla del escalón.
- Haz uso de la pared o el pasamanos para mantener el equilibrio.
- Manteniendo tus rodillas completamente extendidas elévate sobre las puntas de los pies, lo más alto posi-ble. Pausa por un segundo y luego baja poco a poco los talones, lo más abajo que puedas.
- Repite 20 veces.

Nota: Como ya lo dije antes, si tienes más de 20 grados de dorsiflexión en los tobillos (por ejemplo, 40 grados o más), estos Levantamientos de Pantorrilla te ayudarán a desarrollar la fuerza y estabilidad necesarias para controlar esa movilidad. Recuerda, cuando hablamos de pies y tobillos, definitivamente existe algo que es considerado como rango de movimiento excesivo.

## Modificaciones

Es muy poco común que alguien sienta dolor con el Levantamiento de Pantorrilla y aun así, ser capaz de hacer el Estiramiento de Pantorrilla – parado, sin causar dolor. Sin embargo, si los levantamientos te producen dolor, o lo incrementa, intenta doblar las rodillas ligeramente y realizar el ejercicio con menor rango de movimiento.

Si a pesar de esto el dolor no cede, tal vez tengas que regresar al Estiramiento de Pantorrilla (8.B arriba) por el momento. Evalúa el Levantamiento de Pantorrilla una vez por semana, hasta que lo puedas realizar sin sentir dolor.

Es muy importante que al hacer este ejercicio pongas tu mejor esfuerzo para maximizar el rango de movimiento sin poner en riesgo la biomecánica corporal. De esta forma, optimizas las habilidades funcionales de pies y tobillos a largo plazo. Los que estamos en el sector de rehabilitación, terapia y ejercicio nos hemos dado cuenta de que, en cosas como la ejecución de las sentadillas, el funcionamiento de pie y tobillo juega un rol mucho más crítico de lo que pensábamos (le doy el crédito a Donnie Thompson por haber llamado mi atención en esto). Cuando domines este ejercicio tus pies te lo agradecerán.

## 9.B: Perro de Caza

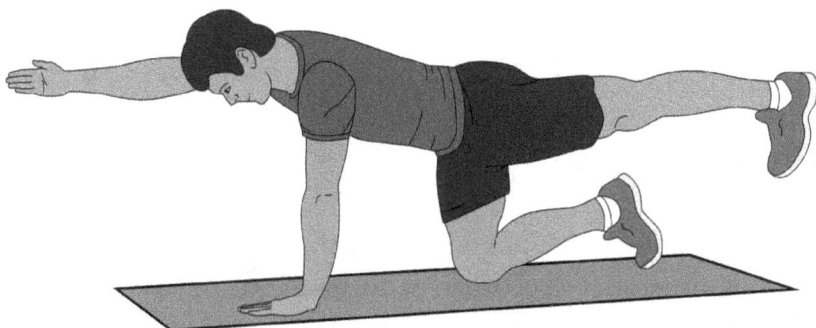

- Comienza este ejercicio sobre tus manos y rodillas, con los brazos y los muslos perpendiculares al piso.
- Aprieta o tensiona los músculos del abdomen fuertemente, de manera que tu espalda baja se mantenga lo más neutra posible, previniendo que colapse creando una curva.
- El propósito del ejercicio es que tu columna esté lo más paralela posible al piso. Luego levanta un brazo (p.e., el brazo derecho) y la pierna opuesta (p.e., la pierna izquierda) hasta que queden paralelos al piso sin perder la posición neutra de la espalda.
- Aunque la meta sea mantener esta posición por 30 segundos en cada lado, tal vez tengas que hacer los 30 segundos en bloques de tiempo más cortos. No es inusual que quienes padecen dolor de espalda baja inicien con bloques de 10 segundos o menos.
- También me he dado cuenta de que para quien tiene dolor crónico de espalda baja es difícil levantar la rodilla y extender la cadera al principio. Mucha gente tiende a perder control de la pelvis/columna, en un lado o en ambos. Si esto te pasa a ti, te recomiendo que

extiendas la pierna pero dejes el pie en el piso; esto te dará estabilidad y control en el lado con extensión en la cadera.

## Modificaciones

Si este ejercicio te produce dolor, intenta hacerlo con las siguientes modificaciones en el orden dado, hasta que puedas realizarlo por 30 segundos en cada lado:

- Haz todo lo posible por tensionar los músculos del abdomen con mucha fuerza para que puedas mantener tu torso rígido y protejas tu espalda baja.
- Asegúrate de que el pie del lado de la cadera extendida esté sobre el piso para que tengas estabilidad. Levanta el pie (del lado de la cadera extendida) solo si no hay dolor en la espalda baja.
- Tratar de levantar tu brazo "demasiado" puede generarte una extensión en la espalda baja; no lo levantes más de lo que tu cuerpo te permita. Usa tu habilidad para mantener la postura y estabilidad adecuada como tu guía.
- Recuerda que la idea es mantener toda la columna vertebral paralela al piso, entonces no levantes la cabeza, mantén tu nariz apuntando hacia el piso.

Cuando puedas hacer este ejercicio sin problemas o incomodidades, pasa al siguiente (9.C) en esta progresión.

## 9.C: Plancha en Antebrazos

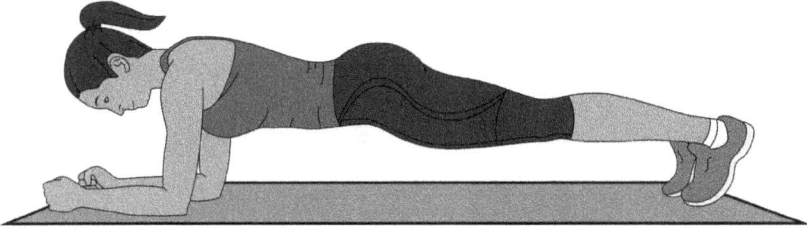

- Ponte en el piso sobre los antebrazos y los dedos del pie, con el cuerpo lo más recto y rígido posible. No permitas que tu baja o caderas cuelguen hacia el piso.
- Aunque la meta es mantener esta posición por un minuto, pero tal vez tengas que hacer bloques de tiempo más cortos al inicio. No es raro que quienes tienen dolor de espalda baja lo hagan en bloques de 10 segundos (i.e. mantienen la postura por 10 segundos y la repiten seis veces).

## Modificaciones

- Si este ejercicio te produce dolor, o incrementa el existente, necesitas asegurarte de que estás haciendo tu mayor esfuerzo por tensar tus músculos abdominales.
- Si continúas batallando con este ejercicio, puedes intentar hacer la versión de apoyar las rodillas en piso. Evalúa la versión de cuerpo completamente levantado una vez por semana para determinar cuando estés listo para incluir esta versión en tu rutina de mantenimiento.

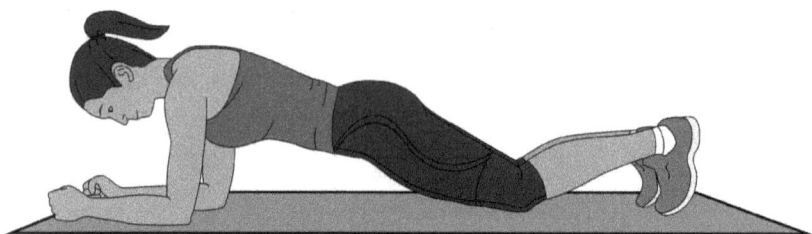

Si no tienes problemas o malestar con este ejercicio, pasa a la versión Plancha lateral.

## 9.D: Plancha Lateral en Antebrazo

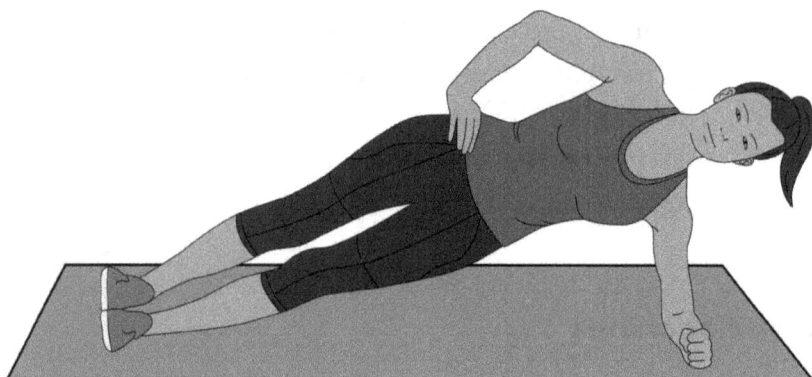

- Desde el piso, levanta el cuerpo apoyándote sobre tu antebrazo izquierdo y la parte externa del pie izquierdo.
- Pon tu pie derecho sobre el izquierdo y mantén tu cara viendo hacia el frente.
- Mantén tu cuerpo lo más recto y rígido que te sea posible. Tensiona los músculos de tu abdomen lo más fuerte que puedas. No permitas que la cadera se arquee y cuelgue hacia el piso.
- Aunque la meta es mantener esta posición por un

minuto, tal vez tengas que iniciar haciéndola en bloques menores de tiempo. No es raro que quienes tienen dolor de espalda baja inicien con bloques de 10 segundos (i.e. mantienen la postura por 10 segundos y la repiten seis veces).

- Repite el ejercicio en el lado derecho.

## Modificaciones

- Si este ejercicio te produce dolor, o incrementa el existente, necesitas asegurarte de que estás haciendo tu mayor esfuerzo por tensar los músculos abdominales.
- Si continúas batallando con este ejercicio, puedes intentar hacerlo con las rodillas flexionadas de la siguiente manera: una vez que te recuestes sobre un costado, flexiona las rodillas, de manera que queden una encima de la otra. Después levanta el peso de tu cuerpo recargando tu peso en ellas y el antebrazo. Evalúa la versión de cuerpo completo una vez por semana para ver cuándo puedes incluir esta versión a tu rutina de mantenimiento.

Si no experimentaste ningún problema o malestar durante este ejercicio, es un logro importante. Las personas con buena alineación ósea y que pueden hacer bien la Plancha lateral en antebrazos por lo general no padecen de dolor crónico de espalda. Este ejercicio completa la progresión 9 y debe incluirse en la rutina de mantenimiento del Protocolo de la Alineación Primero. Como tal, tu desempeño en este ejercicio probablemente mejorará enormemente.

## 10.B: Estiramiento en Cuclillas (Sentadilla Profunda) – con apoyo

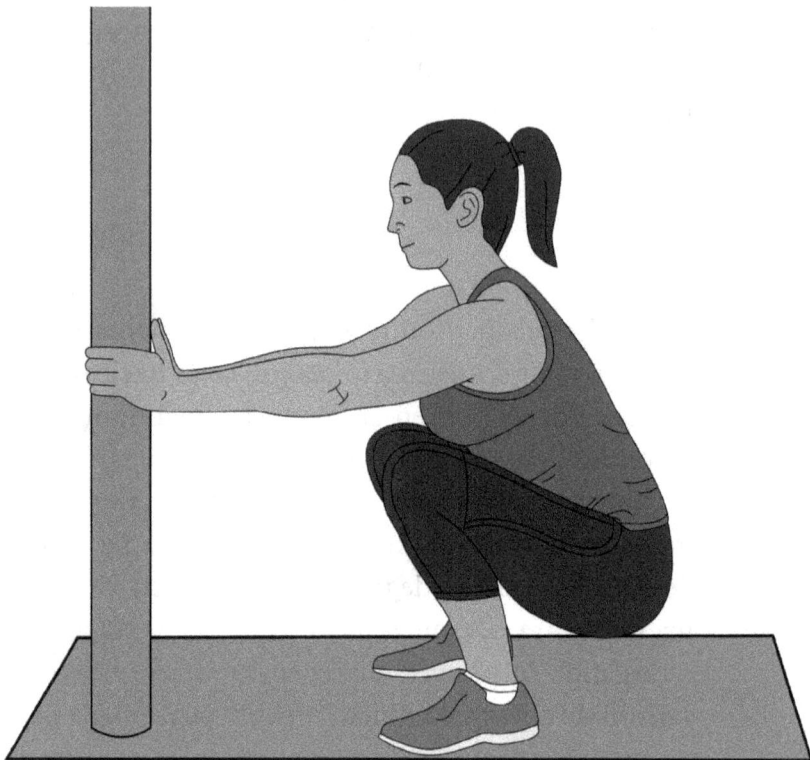

- Asegúrate de que el piso donde hagas este ejercicio no sea resbaloso o usa tenis con suficiente fricción.
- Sujétate de algo que no se mueva; algunas personas se sujetan del marco de una puerta.
- Manteniendo los pies lo más paralelos posible, esto es, con los dedos apuntando hacia el frente, separa los pies al ancho de las caderas (15-20 cm), ponte en cuclillas lo más abajo que puedas y empuja hacia los lados las rodillas lo más que puedas (como una rana).
- Contrae con fuerza los músculos del abdomen mien-

tras continúas empujando las rodillas hacia los lados y jalas la cadera hacia adelante.

- Si eres como casi todas las personas, al principio tendrás que enfocarte en empujar tus rodillas hacia los lados lo más posible, al mismo tiempo que ajustas continuamente tus pies para mantenerlos paralelo. Tu capacidad para crear esta diferencia de posicionamiento (disociación) entre tus pies y tus rodillas es clave para este ejercicio; será increíblemente beneficioso para ambos.
- Practica tu respiración lenta y profunda mientras te mantienes en esta posición por un minuto.
- No hay modificación para este ejercicio; este ejercicio en sí es una modificación. Si el dolor no te permite realizarlo, regresa al Estiramiento en cuclillas – boca arriba con apoyo en pared (10.A, en el Capítulo 9). Evalúa este estiramiento de cuclillas cada semana para determinar cuándo puedes incluirlo en tu rutina de mantenimiento.

Si no tienes problemas ni incomodidades al hacer este ejercicio, pasa por favor al siguiente ejercicio en la progresión.

## 10.C: Sentadilla en pared

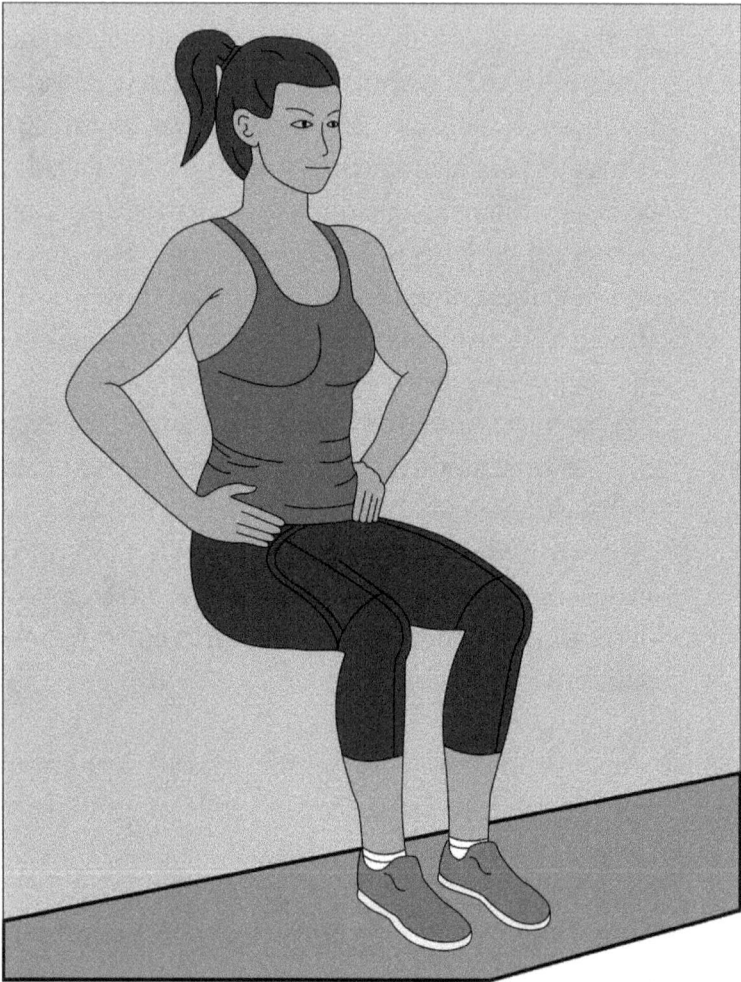

- Asegúrate de que el piso donde hagas este ejercicio no sea resbaloso o de usar tenis con suficiente fricción.
- Recárgate en la pared y presiona tu espalda y cabeza contra la misma. Separa los pies y rodillas al ancho de cadera (15-20 cm) aproximadamente. Recuerda mantener los pies lo mas paralelos posible.

- Desliza tu cuerpo por la pared hasta que tus caderas y rodillas queden flexionadas a unos 90 grados.
- Aprieta los músculos del abdomen con firmeza y presiona la espalda baja contra la pared.
- Una vez que estés en esta posición, el último elemento es empujar las rodillas hacia afuera de manera que estén tan solo un poco más separadas que los pies, esto te ayudará a mejorar la postura de tus pies y tobillos.
- Practica tus ejercicios de respiración profunda mientras mantienes esta postura contra la pared por un minuto.

## Modificaciones

- La única modificación real para este ejercicio es tratar de no deslizar y bajar demasiado tu cuerpo. Si la incomodidad te hace sentarte un poco más arriba sobre la pared, ajusta también la distancia entre tus pies y la pared. El objetivo es asegurarse de que, a pesar de la posición que tengas contra la pared, tus pantorrillas queden verticales al piso.

Si no tienes dolor ni incomodidad al hacer este ejercicio, pasa por favor al siguiente ejercicio en la progresión.

## 10.D: Cuclilla (Sentadilla) Profunda

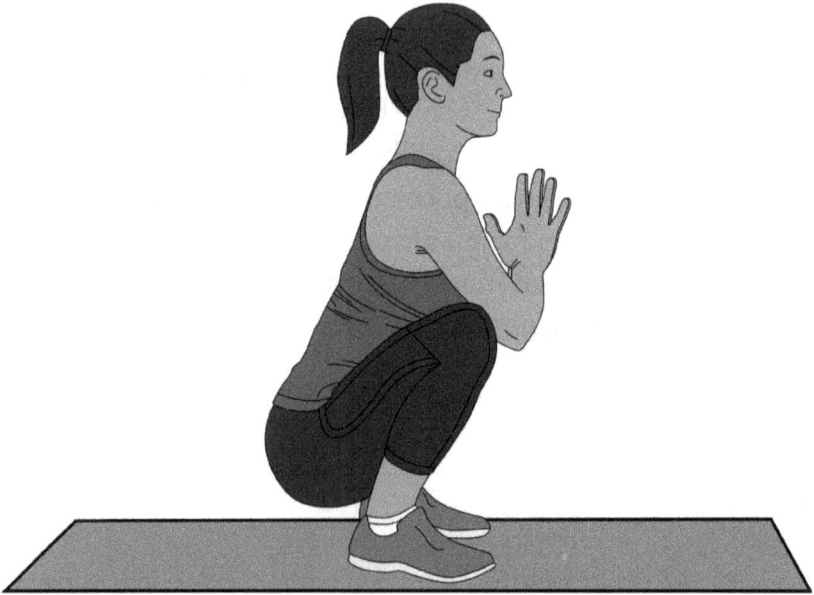

- Asegúrate de que el piso donde hagas este ejercicio no sea resbaloso o de usar tenis con suficiente fricción.
- El Estiramiento en Cuclillas – apoyado, te ha ayudado a desarrollar la movilidad suficiente para ponerte en cuclillas sin utilizar las manos para sujetarte de algo. Ya no es necesario que te apoyes en algo para sostenerte; esa es la única diferencia entre ambos ejercicios.
- La Sentadilla en Pared te ha dado la fuerza necesaria para mantener la postura en Cuclillas (Sentadilla) Profunda sin que necesites apoyarte.
- Manteniendo los pies lo más paralelos posible, esto es, con los dedos apuntando hacia el frente, separa los pies al ancho de caderas (15-20 cm), ponte en cuclillas lo más abajo que puedas y empuja hacia los lados las rodillas lo más que puedas (como una rana).

- Aprieta con fuerza los músculos del abdomen y empuja las caderas hacia adelante lo más que puedas.
- Ahora que ya no necesitas sostenerte de nada tal vez tampoco necesites ajustar tus pies con frecuencia para que se mantengan paralelos; de cualquier forma, vigila que se mantengan así.
- Practica tu respiración profunda mientras mantienes esta postura por un minuto.

## Modificaciones

- Una modificación común para este ejercicio es querer separar los pies más de 20 cm. No hay problema con esto, siempre y cuando mantengas los pies paralelos entre sí, y no más separados que las rodillas.
- Si no te ayuda mucho cambiar la posición de tus pies, tienes entonces que decidir entre estas dos opciones antes de continuar: Puedes simplemente agarrarte de algo para ayudarte en mantener el equilibrio (por ende, regresar a la versión 10.B). Tu otra opción es regresar a la Sentadilla en Pared, pero esta vez permítcles a tus caderas quedar por debajo del nivel de las rodillas.

Si puedes hacer el ejercicio con comodidad, ¡felicidades! ¡Te has graduado de la Escuela de Mecánica Corporal!

Al ir completando el protocolo de ejercicios correctivos has logrado lo que muchas personas no están dispuestas a hacer. Con tu perseverancia has recuperado el control de tu salud biomecánica. En mi experiencia, aquellos que realizan la Rutina de Mantenimiento del Protocolo de la Alineación Primero escapan de las garras del dolor de espalda baja.

¿Cómo te sientes? Espero que el cuerpo que tienes ahora sea más capaz y, con certeza, menos adolorido que el que tenías antes de comprar este libro (y de practicar el protocolo).

Sigamos adelante y veamos ahora qué es lo que sigue. El Capítulo 11 es para ti; ya sea que hayas tenido un éxito tremendo, algo de éxito, o sorprendentemente poco éxito.

# CAPÍTULO 11

# ¿Y ahora qué?

«El éxito *es logrado y mantenido por quienes
lo intentan una y otra vez.»*
**—W. CLEMENT STONE**

A estas alturas, supongo que ya has experimentado con algunos de los ejercicios del Protocolo de la Alineación Primero, tal vez incluso los practiques con regularidad. Espero que hayas tenido éxito con ellos o que al menos puedas darte cuenta de lo buenos que pueden ser para ti. Como lo dije al inicio de este libro, el tiempo de mejora varía según la persona.

Ten presente que el protocolo está lleno de retos sanos y seguros diseñados para mejorar la alineación corporal, función y comodidad. Y recuerda que el autor de este libro (sí, ese soy yo) quiere que obtengas el mayor beneficio de los ejercicios; sé lo decepcionante que es haber aliviado el dolor y luego darte cuenta de que fue solo temporal. Estoy seguro de que te ha pasado algo así. Yo digo que dejemos la frustración atrás y trabajemos en el protocolo.

Supongo que a tu cuerpo le tomó años estar desalineado, así que va a tomar un poco de tiempo volverlo a alinear. Tu trabajo es volverte competente en cada uno de los ejercicios de la lista; esto no te va a asegurar un lugar en el equipo Olímpico, pero debería mantenerte en forma para desempeñar cualquier cosa que hagas: trabajo doméstico, deportes de fin de semana o trabajo de escritorio, o todos esos. Cuando domines estos ejercicios, desarrollarás un nivel de balance muscular e integridad postural que te diferenciará de la mayoría de tus contemporáneos.

Quienes dominan estos ejercicios, por lo general no padecen de dolor de espalda, caderas, rodillas o pies, ni tampoco requieren cirugía de espalda o prótesis articulatorias. ¿Recuerdas el eslogan de Nike "Solo hazlo"? Para muchos de nosotros engendraba una actitud que dice, "hazlo", sea lo que sea, sin importar el costo. Me parece una mejor idea adoptar un mantra más sabio, como: «Alinéate. Muévete mejor. Siéntete genial.»

Ese mantra nos lleva a la encrucijada que todos los especialistas del dolor, rehabilitación y fisioterapia enfrentan una y otra vez. La mayoría de los pacientes concuerdan en que el dolor es motivación definitiva. Evitar el dolor a toda costa y buscar su alivio es parte de la condición humana. Y aun así, la cantidad de personas que dejan de hacer sus ejercicios, o tratamientos, en cuanto el dolor disminuye, es sorprendente, es como si hubieran olvidado lo incómodo que era vivir con dolor.

Puedo entender que quienes sufren dolor crónico no puedan recordar haber vivido libres de dolor, lo entiendo. Pero lo que me desconcierta es el poco tiempo que toma a algunos pacientes olvidar cómo se siente vivir con dolor crónico. Ya sea que su memoria sea sorprendentemente corta o espantosamente selectiva, este lapsus siempre me desconcierta.

Las personas que adoptan por completo las lecciones del Protocolo de la Alineación Primero no requerirán de estas lecciones por el resto de sus vidas. Pero si creen que pueden enseñarle a su cuerpo tan solo lo suficiente como para pasar la prueba por el momento, están equivocadas. Si abandonan su rutina diaria, sus cuerpos poco a poco regresarán a su postura original, con todas sus dolencias y movimientos torpes.

Espero que no te pase a ti, pero si te sucede, si el dolor regresa, tendrás que comenzar de nuevo; necesitarás el proceso secuencial para reconstruir un balance saludable en tus músculos y articulaciones. Si puedes hacer de estos ejercicios parte de tu rutina diaria, podrás lograr transformar tu dolor de espalda, de ser un compañero constante a ser una memoria distante. ¡Es una recompensa increíble sin tanto trabajo!

Ahora, hablemos acerca de ¿y si no tuviste mucho éxito con los ejercicios? ¿y si trabajaste muy duro en el Protocolo de la Alineación Primero por dos o tres meses y tu dolor de espalda baja aún no ha desaparecido? ¿y ahora qué? A continuación, te muestro una forma de evaluar tu situación y seguir adelante con cierto grado de confianza.

Si tuviste menos de 100% de éxito con el Protocolo de la Alineación Primero, estás en una de las siguientes cuatro categorías:

1. Todavía No
2. Desalineación Persistente
3. El Síndrome de las Pataditas
4. Sobrecarga Neurológica

## 1. Todavía No

Si como resultado de los ejercicios del Protocolo de la Alineación Primero te sientes mejor, pero todavía no estás libre de dolor, vas por buen camino, tal vez tu cuerpo necesita un poco más de tiempo. Considera que lo que le pides es mucho: reorganización de la postura, sanación de tejidos blandos, aumento del rango de movimiento. Hasta ahora, tu cuerpo ha estado compensando y lidiando con los desbalances responsables de tu dolor de espalda baja por ¿años? ¿Décadas? Sanar toma tiempo, así como también toma tiempo acostumbrarse a tu nueva alineación. Los quiroprácticos le llaman a esta fase «el ciclo de recuperación posterior al ajuste».

En casos complejos, el ciclo puede fácilmente incluso tomar más de un año. Si has sentido mejorías leves en los síntomas, pero no tanto como esperabas, probablemente necesitas más tiempo. Es momento de mejorar en los ejercicios, de que tu cuerpo se reorganice de manera correcta, sane y aprenda patrones de movimiento más saludables. Si te sientes mejor, pero todavía tienes dolor, no estás muy lejos del camino correcto hacia la meta de sentirte fenomenal. Aparte de una reducción dramática e inmediata del dolor, esta fase es la respuesta más común al protocolo.

## 2. Desalineación persistente

La siguiente y más probable razón de una falta de éxito inmediato con el protocolo, es la presencia de algún problema de alineación que los ejercicios no están corrigiendo. Hay algunas razones estructurales y funcionales para dichos casos.

En el mundo de la salud hablamos de la *lesión primaria*, la raíz del problema. Mi analogía favorita para este concepto es la de Julien Pineau, un mentor de acondicionamiento, fuerza y movimiento al sur de California. De niño, vió un documental sobre las compañías madereras y cómo hacen flotar troncos río abajo. Cuando los troncos se atascaban, las compañías llamaban al ingeniero experto en turno. Él identificaba el "tronco clave" que, al ser removido, desenredaría el atasco y permitía que continuara el flujo de troncos.

Usando esta analogía, el tronco clave es la lesión primaria; encuéntrala, elimínala y muchos otros problemas relacionados a menudo se eliminan en el proceso. Algunas "lesiones primarias" pueden ser corregidas con El Protocolo de la Alineación Primero. Algunas otras no.

## Razones funcionales

Hay algunas asimetrías funcionales que no están bien abordadas por el Protocolo de la Alineación Primero. En mi experiencia, la mayoría de las personas que tienen poco éxito con estos ejercicios tienen un problema de alineación en la C1 (el primer hueso de la columna vertebral, debajo del cráneo se llama *Cervical 1 - C1 -*). La desalineación de la C1 puede causar una variedad de síntomas que la mayoría de las personas jamás le atribuirían a un problema en el cuello.

De hecho, si hace 20 años alguien me hubiera dicho que la C1 puede causar tantas complicaciones, mi cara habría sido de incredulidad. Habría dicho que ningún problema en el cuello causa dolor o disfunción en otra parte del cuerpo. Por supuesto, un hueso del cuello que esté "chueco" puede causar dolor de cabeza o de cuello, pero ¿podría ser causante de dolor de espalda baja, entumecimiento de cadera o síntomas del codo de tenista? De ninguna manera, yo habría dicho. ¡Y qué equivocado estaba! A continuación, te explico por qué.

La NUCCA (Asociación Nacional de Quiropráctica de las Cervicales Superiores, por sus siglas en inglés) es una especialidad quiropráctica basada en el concepto de que la primera vértebra cervical es una estructura ósea única en el cuerpo y su desalineación puede causar todo tipo de síntomas raros y desagradables en cualquier parte de este. El tronco encefálico de hecho desciende hacia una abertura en el centro de la C1; ya que no hay mucho espacio extra allí, cuando la C1 se desalinea, puede causar presión mecánica directamente sobre el tronco encefálico. Es como si lo estuvieras picando/tocando con un palo, y como el tono muscular de todo el cuerpo se regula allí mismo, pincharlo con un palo, no parece ser una buena idea, si puedes evitarlo.

Mi interés en NUCCA lo despertó uno de mis casos más difíciles a fines de los años 90's. Una mujer joven había sufrido dos accidentes automovilísticos graves que la dejaron en una lucha incesante contra el dolor crónico. Había estado trabajando con ella unas dos o tres veces por semana, durante años, haciendo todo lo posible para mantenerla a flote mientras pasaba de una crisis de dolor a otra. Entonces su estado tuvo un cambio no solo inesperado pero positivo como resultado de una corrección de NUCCA.

Basado en la recomendación de otro paciente, le sugerí que fuera. Ella manejó cuatro horas de ida y vuelta para ser examinada y tratada por un especialista de NUCCA. Después de haber trabajado con ella por años, estaba bastante familiarizado con su postura y tono muscular. Me sorprendió lo mucho que ambas mejoraron después de este primer ajuste.

Mi convicción en la eficacia de NUCCA se ha ido reforzando desde esa experiencia. He trabajado muy de cerca con varios expertos en NUCCA durante años. Y así, en noviembre del 2014 tuve incluso mi propia experiencia personal.

Estaba moviendo algunos muebles y objetos caseros como parte de una mudanza. Jalé parcialmente hacia afuera del remolque la mitad de un tapete enrollado, bastante grande, mientras me posicioné debajo de él para colocarlo sobre mi hombro izquierdo. Al momento de poner el peso del tapete sobre mi hombro, sentí un dolor punzante que subió por la parte izquierda de mi cuello hasta arriba de mi oreja izquierda, en la cabeza. De inmediato supe que me había lesionado.

Durante los siguientes días, realicé ejercicios para realinear y relajar mi tenso y adolorido cuerpo, pero nada hacía que me dejaran de doler la cabeza y el cuello, el dolor era constante. Un par de días después de lesionarme, desarrollé un área de entumecimiento superficial justo en la punta de mi cadera derecha. Los Rayos X mostraban que mi C1 había sido jalada con fuerza hacia abajo del lado izquierdo y que todo el hueso se había deslizado hacia arriba en el lado derecho de mi cráneo.

El Dr. Jordan Ausmus, un quiropráctico de NUCCA, corrigió la posición de mi C1 y con ello el dolor en la cabeza y cuello desapareció de inmediato. El entumecimiento en la cadera comenzó a ceder en los siguientes días y a las tres semanas desapareció por completo. Aún y con toda mi experiencia, me sorprendió que la presión mecánica en mi cuello (que duró cinco días antes de poderla corregir) causara síntomas en la cadera durante tres semanas aún DESPÚES de haber sido corregida. En ningún libro de texto existe explicación para lo que experimenté.

Si me quedaba alguna duda acerca de la importancia y eficacia que brinda NUCCA, ya no la tuve más.

Recuerdo que mi primer mentor, Paul St. John, me decía que la mandíbula tiende a imitar la posición de la pelvis. Desconozco si hay alguna investigación que apoye esta aseveración, pero es una idea que se me quedó grabada desde hace años. De lo que sí me he dado cuenta es que la desalineación de la pelvis puede interferir con la alineación del cuello y viceversa; incluir a la mandíbula en esta ecuación no parece un razonamiento fuera de lugar.

Hay otra relación biomecánica bastante interesante que debería ser reconocida más ampliamente. Tiene que ver con la manera en la que nuestros dientes se juntan al morder (oclusión) y cómo esto puede estar influenciado por problemas de alineación en la parte inferior del cuerpo. Lo puedes comprobar por ti mismo. Haz sonar los dientes, como cuando tienes frío, con suavidad mientras mueves la cabeza de un lado a otro; si inclinas la cabeza hacia la izquierda, por lo general los dientes de la izquierda se tocan primero; si inclinas la cabeza hacia la derecha, los de la derecha se tocan primero. Lo mismo pasa cuando mueves la cabeza hacia adelante o hacia atrás.

Aprendí esto y mucho más sobre la ciencia de la oclusión gracias al Dr. Curtis Westersund, un dentista que se especializa en ayudar a las personas a mejorar su mordida (oclusión). Si tus dientes no se tocan de manera uniforme, esto puede crear un daño mayor aparte del desgaste acelerado de los dientes (lo cual ya es bastante malo). Una mordida desalineada tiene el potencial de crear dolor en ligamentos y músculos del cuello y mandíbula, y de otros más.

La oclusión es una interacción compleja de nervios, músculos y estructuras en la boca. El simple hecho de abrir y cerrar la mandíbula es toda una hazaña de precisión biomecánica. Cuando hay un problema grande de alineación en el esqueleto, el cuerpo hace todo lo posible para producir una oclusión perfecta, pero estas compensaciones musculares fatigan a los músculos que controlan la mandíbula (así como también a los demás músculos del cuerpo). Los músculos de cuello y mandíbula cansados y adoloridos causan dolores de cabeza, dolor en el cuello y/o problemas en la mandíbula. Por consiguiente, de acuerdo con las Leyes de Pfluger, los síntomas se propagan hacia otras partes del cuerpo, potencialmente impactando la espalda y hombros. Eventualmente todo el cuerpo puede verse involucrado. En algunos casos, una oclusión desalineada puede obstaculizar los mejores esfuerzos por alinear y balancear el cuerpo.

Aunque hay algunas excepciones magníficas, la mayoría

de los dentistas son como los demás profesionistas de la salud: renuentes o incapaces de reconocer como su trabajo es impactado por alteraciones en la alineación de todo el cuerpo; pero la evidencia no deja lugar a dudas. Así como pacientes con dolor crónico de espalda baja se pueden beneficiar tanto con mejoras en la alineación y balance de sus caderas y pelvis, también pueden ser ayudados por mejoras en zonas tan distantes como el cuello, dientes, y mandíbula.

## Razones estructurales

Las asimetrías estructurales son otras de las razones por las que los ejercicios del Protocolo de la Alineación Primero *(AFP)* a veces no brindan los resultados deseados. Desafortunadamente, hay algunas condiciones que no pueden ser remediadas con ejercicios correctivos. Un ejemplo de ellas es la condición llamada *hemipelvis*, que se refiere a cuando un lado de la pelvis (hueso iliaco conocido también como hueso de la cadera) es más pequeño que el otro. O quizás tengas estructuralmente, una pierna más corta, lo cual puede ser genético, o debido a alguna lesión. O podrías tener un arco plantar caído o alguna otra deferencia estructural en tus pies. De hecho, cuando la gente ha tenido este tipo de asimetrías corporales Derecha/Izquierda por décadas, es común que uno de los pies (o ambos) colapsen en cierto grado.

Si tus pies no crean una base estable y fuerte de soporte al cuerpo, pueden entonces ser la fuente de complicaciones disfuncionales que migrarán hacia el resto de este. El Protocolo de la Alineación Primero te puede ayudar a enderezar la pelvis, caderas y espalda baja, pero si uno o ambos pies presentan una pronación severa, lo más probable es que las mejoras obtenidas sean temporales, al menos hasta que los problemas arquitectónicos de tus pies hayan sido atendidos. La pronación del pie suele causar una serie de fallas posicionales y compensaciones predecibles más arriba en el esqueleto. Todos estos problemas de alineación causan estrés y desgaste. Por lo general, producen irritación a corto plazo, evolucionando así, en cambios degenerativos y dolor crónico cuando persiste a largo plazo.

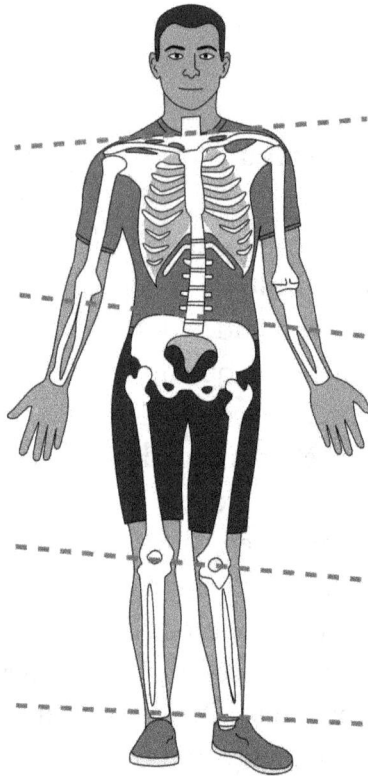

*Postura de cuña*

La postura de cuña es una manera común e inestable que el cuerpo adopta para organizarse. En un intento por tener más estabilidad, el cuerpo aumenta la base de apoyo al girar los pies hacia afuera de manera exagerada o al pararse con los pies muy separados. El mayor problema con esta compensación en particular es que mientras más gires los pies hacia afuera menor será tu capacidad para mantener una postura neutra en pies y tobillos. Cuando tus pies apuntan hacia afuera, como los de los patos, la tensión en el tejido blando de tus pantorrillas y pies, que normalmente ayudan a mantener arcos plantares saludables, están impedidos de hacerlo. Si tus pies no están apuntando hacia adelante, empieza ya, hoy mismo, practica mantenerlos lo más paralelos posible.

La posición paralela de los pies puede ser tan poderosa que a veces veo pacientes que recuperan una postura normal de sus pies con solo hacer esta simple modificación. De hecho, si por alguna razón no puedes crear una alineación razonablemente neutra de pies y tobillos al ponerlos paralelos cuando haces alguno de los ejercicios progresivos en cuclillas/sentadilla, necesitas la ayuda de un experto profesional en pies. El Protocolo de la Alineación Primero puede corregir muchas asimetrías funcionales, pero casi cualquier asimetría estructural de la parte inferior del cuerpo, hace necesario el uso de aparatos ortopédicos para poder recrear la simetría buscada.

## 3. El síndrome de las pataditas

¿Qué significa el síndrome de las pataditas? En la temporada 8 de la serie televisiva *Seinfeld*, Elaine demostró su "habilidad" para bailar; resultó que tenía una manera graciosa y «dislocada» de bailar de la que ella no estaba consciente en absoluto. Y así como Elaine, muchos de nosotros tampoco estamos conscientes de que nuestra postura y movimiento corporal son disfuncionales y causantes de dolor. Estas "maneras habituales de ser" están tan profundamente arraigadas que no hay estiramiento o movilización capaz de generar un cambio positivo permanente. Los sistemas nervioso y muscular tienen que, literalmente, reentrenarse desde los niveles más profundos.

Hay dos metodologías que me han dado resultados positivos variados en estos casos. El primer enfoque es llamado la Re-educación Somática, desarrollada por Thomas Hanna. Hanna era un estudiante de Moshé Feldenkrais, el creador de la Integración Funcional, conocida también como Feldenkrais.

El segundo enfoque es llamado Estabilización Neuromuscular Dinámica (DNS por sus siglas en inglés), desarrollada por Pavel Kolar, un fisioterapeuta checo. Ambas metodologías están diseñadas para reeducar el sistema neuromuscular. Mientras que el Protocolo de la Alineación Primero es principalmente un método de reorganización mecánica postural, la Somática y la END son enfoques neuromusculares. Hay médicos que se especializan en estas metodologías para ayudar a los pacientes con dolor crónico.

Mi libro favorito sobre este tipo de entrenamiento, y uno de mis libros favoritos de todos los tiempos, es *Somática: Redespertando el Control Mental del Movimiento, la Flexibilidad y la Salud*, de Thomas Hanna. Ese libro es un excelente recurso para cualquier persona que quiera suplementar lo que aprendieron en este libro.

## 4. Sobrecarga neurológica

El Dr. John Sarno ha escrito muchos libros en los que sugiere que la mayoría de los problemas de dolor crónico surgen de algo a lo que él llama *Síndrome de tensión mioneural o de miositis tensional* (TMS, por sus siglas en inglés). Según el Dr. Sarno, por lo general el cuerpo crea dolor para distraer la atención de problemas emocionales. Él cree que los pacientes con dolor crónico pueden atenderse al dejar de ignorar los problemas emocionales subyacentes. La idea principal es que cuando los síntomas del dolor se atienden como lo que son, una mera distracción y nada más, estos desaparecerán. Esta es una idea que no es aceptada hoy en día en la comunidad de la medicina convencional.

A pesar de no ser un defensor del trabajo del Dr. Sarno, sí creo en la conexión mente-cuerpo, el centro mismo de su mensaje, es real y relevante. La idea más destacada en la teoría del Dr. Sarno es que el sistema nervioso humano tiene una capacidad finita para lidiar con los estímulos, dicha capacidad es individual y elástica, pero limitada. (¿Recuerdas la metáfora que usamos en el Capítulo 2 sobre la capacidad de memoria del teléfono inteligente?)

Muchos factores determinan qué tan grande y qué tan llena está la capacidad de tu teléfono (por decirlo así), y ambas características están sujetas a cambios. Cualquier intervención terapéutica que reduzca la información neurológica o que mejore la capacidad para lidiar con dicha información, es de gran ayuda. ¿Es posible que si manejamos con éxito los problemas emocionales más difíciles podamos también reducir el estrés neurológico? Yo estoy seguro de que sí. ¿Es posible que tener una expectativa positiva de dicho resultado sea razonable y de paso reduzca el estrés? Yo creo que sí. Por ello, me interesa considerar el protocolo para el procesamiento de trastornos emocionales del Dr. Sarno como una herramienta que nos puede servir para eliminar el dolor. Casi nunca necesitamos usar herramientas más radicales, pero es bueno saber que contamos con estas opciones para los casos más difíciles.

Otra herramienta efectiva que podemos utilizar para lidiar con el dolor crónico es la respiración. Es verdad que «respirar» parece algo muy simple, pero revisar la sección sobre el tema, al final del Capítulo 6, es una buena idea. Por miles de años, nosotros los humanos, hemos evitado o lidiado con la sobrecarga neurológica, con prácticas de respiración de yoga o de otros enfoques similares. Con justa razón vemos ahora un resurgimiento de dichas prácticas. Te recomiendo buscar una práctica de respiración que te funcione a ti, e incorpórala a tu rutina diaria; hay pocas cosas con mayor impacto positivo para la salud. Si consideramos que la expectativa de vida crece cada vez más, es mejor intentar vivir esos años extra de pie y no acostados.

En este capítulo hemos reflexionado la experiencia que has tenido (o que estás por tener) con el Protocolo de la Alineación Primero. Si ya te sientes mejor y con menos dolor (una pérdida que estoy seguro te alegra), me da gusto por ti. Algunas personas obtienen resultados más rápido que otros. Si es tu caso, déjame decirte: por favor aférrate a tu régimen, tu cuerpo de lo agradecerá en repetidas ocasiones.

Si sientes que el protocolo te ha ayudado, pero no tanto como deseabas, te ruego que no lo dejes; los problemas de alineación y postura evolucionan con el tiempo, durante años. Puede que tome un año o más resolver esos problemas. Ten paciencia, ejercítate todos los días y confía en el proceso; les ha funcionado a miles de personas, te funcionará a ti también.

Todos aquellos que aún no encuentran alivio para el dolor de espalda baja, tengan por seguro que comparto su frustración. Algunos de mis pacientes me han dicho que están perdiendo o que ya han perdido interés en seguir navegando por el universo de la asistencia médica. Demasiada información y mucha de ella contradictoria. ¿Cómo saber quién tiene razón?

Espero haberte dado una mejor idea de cómo encaminarte hacia un futuro libre de las garras del dolor debilitante de espalda baja, al describir algunas de las complicaciones que pueden interferir en tu búsqueda de alivio.

# Conclusión

«La perfección no se puede alcanzar, pero en su búsqueda podemos conseguir la excelencia.»
**—VINCE LOMBARDI**

Escribí este libro por dos razones: Brindar una perspectiva fundamental de las causas mecánicas del dolor de espalda baja y para ofrecer un proceso simple y detallado para eliminarlas.

Tal vez digas que me tomé muy en serio algo que Einstein dijo: «Si no puedes explicarle algo a un niño de seis años, es porque en realidad no lo entiendes bien». Como has leído, realmente necesitamos entender algunas cosas de nuestra fisiología antes de que podamos abordar el dolor crónico. Sabes que tienes dolor y dónde está ese dolor, pero ¿por qué te duele? ¿Cuál es su causa? ¿Cómo podemos hacer que deje de doler? Para resolver estas dudas, me pareció necesario discutir algunas cuestiones que se le relacionan.

He explicado conceptos que están más allá del entendimiento de la mayoría de los niños de seis años, pero anticipo que esta información haya sido más esclarecedora que confusa. Espero también que hayas percibido algo que realmente quiero que percibas: que el Protocolo de la Alineación Primero (AFP por sus siglas en inglés) y los principios sobre los que se basa son simples.

Mi otro deseo es que después de leer el libro adoptes estas conclusiones:

1. Ya tienes las herramientas y conocimiento necesario para poder ser tu propio Mecánico Corporal.
2. El dolor no es una aflicción misteriosa ni asociada con la suerte; se puede conocer la causa de tu dolor de espalda.
3. Aunque todos somos esqueléticamente únicos, hay una alineación ósea tridimensional idónea dentro de cada uno de nosotros, y podemos entrenar a nuestro cuerpo para aproximarnos a esa postura idónea al usar un proceso lógico, paso a paso de ejercicios correctivos y técnicas de apoyo.
4. La búsqueda activa de la excelencia en la alineación es la manera natural de reorganizar al cuerpo para que deje de estar asediado por posturas ineficientes y dolorosas.
5. Cuando la alineación mejora, la comodidad aumenta, la salud de los tejidos mejora también, la movilidad se reestablece, los problemas de control motriz y fuerza se reducen, incluso la perspectiva mental mejora.
6. Para maximizar los beneficios a largo plazo debes de trabajar de forma inteligente y constante. Imagina que, algunos de los beneficios pueden ser un futuro sin necesidad de fajas ortopédicas para la espalda, cirugías o medicamentos contra el dolor.
7. Si este sistema no te ha funcionado, entonces necesitas buscar profesionistas específicos que atiendan tus necesidades únicas.

Hay millones de personas que sufren con dolor crónico de espalda baja, un gran porcentaje de ellas sufre como resultado directo de la desalineación del esqueleto, sobre todo de la pelvis; muchas de estas personas se han rendido y han dejado de intentar resolver sus dolencias porque la mayoría de sus intentos han sido frustrantemente fallidos. Estas personas necesitan ayuda real.

Los pacientes con dolor crónico de espalda baja están expuestos a muchas ideas, creencias y tratamientos erróneos respecto a sus problemas de dolor. ¿Cómo pueden resolver un problema cuando no entienden que es lo que lo causa? Peor aún, ¿cómo pueden resolver un problema para el que creen tener la solución cuando de hecho, están equivocados? No los culpo por buscar desesperadamente la respuesta en internet, pero me horroriza lo que ahí encuentran. Muchos de los consejos que ofrecen ahí no solo son terriblemente erróneos, sino completamente peligrosos.

Cuando los problemas de dolor crónico en la espalda baja no son atendidos, pueden abrumar por completo a las personas y dominar su vida. Las aspiraciones atléticas de quienes padecen dolor crónico no son de élite, tampoco piden la luna, todo lo que quieren es recuperar sus vidas.

Necesitan ayuda para entender y discernir entre lo que es importante y lo que no es, con respecto a su dolor. También necesitan un proceso lógico y paso a paso que les ayude a deshacer de manera segura las posturas distorsionadas que les causan dolor. Lo que se necesita, en la mayoría de los casos de dolor crónico de espalda baja, es una perspectiva como la que brinda el Protocolo de la Alineación Primero.

Desafortunadamente, pocos especialistas de la salud se enfocan en la evaluación o corrección de la mala alineación corporal. Lo sé, todas las personas solo asumen, erróneamente, que los quiroprácticos se especializan en la corrección de los problemas de alineación. Algunos lo hacen, los quiroprácticos de NUCCA son un ejemplo destacado, pero la mayoría se especializa en restaurar la movilidad articulatoria. La hipótesis en la que basan su trabajo pareciera ser que una mejor movilidad da naturalmente como resultado una mejor alineación corporal. Yo no estoy muy de acuerdo con esto. Sí, a veces ayuda, pero con igual frecuencia no lo hace. Para mí, este asunto es demasiado importante como para dejarlo a la suerte.

Estos días, la ruta terapéutica más popular es la restauración de la movilidad, pero ¡por favor! ¿Cómo esperan que sus cuerpos se muevan con habilidad dentro de un rango de movimiento total, cuando ni siquiera pueden organizar sus cuerpos en una postura neutra? Yo sé, algunos de nosotros creemos que tenemos la misma fluidez que Freddy Couples (campeón de golf con magníficos tiros desde el soporte), pero por lo general, nos parecemos más a Jim Furyk con su inusual golpe de golf (mejor descrito como «un pulpo cayéndose de un árbol). Mientras que la biomecánica poco ortodoxa de Jim le ayuda a ganar millones de dólares en premios de golf profesional, el resto de nosotros estamos en riesgo de cirugías de espalda o reemplazo de cadera.

El que puedas conseguir ciertos resultados con biomecánicas torcidas, no significa que esto sea una buena idea. No dejes que tu dolor te engañe. Puede que la alarma se encienda en solo una parte del cuerpo: caderas, espalda, cuello o cabeza; pero recuerda, nuestros cuerpos son más que la suma de todas sus partes, y todas están totalmente interconectadas.

Tampoco basta fijarse en un solo problema, no es nada más UNO de los siguientes: la alineación, movilidad, estabilidad, control motriz, fuerza o resistencia; son "todos y cada uno de ellos" en el orden dado. Hay un orden necesario y lógico a seguir en el proceso de rehabilitación y es importante respetarlo para tener resultados positivos y predecibles.

Miles de pacientes de todos los ámbitos, han demostrado la eficacia del Protocolo de la Alineación Primero *(AFP)*: desde abuelas y niños hasta oficinistas y atletas profesionales. Los principios sobre los que se basa este sistema son sólidos, y cuando se adhieren a ellos, se puede tener éxito en este camino.

Confío en que la información que te he compartido ha sido de ayuda.

«Si puedes ver las cosas *fuera de lugar,*
*entonces puedes ver cómo las cosas pueden*
*estar en orden*»
**–DR. SEUSS**

Sinceramente te deseo todo lo mejor en tu búsqueda de una espalda baja sana y feliz.

GEOFF DAKIN
*8 de abril 8 de 2018.*
*Calgary, AB. Canadá.*

# Glosario

**Acortamiento Adaptativo** – proceso fisiológico natural de acortamiento del tejido blanco que ocurre todo el tiempo y afecta a todos.

**Espondilitis Anquilosante** – enfermedad inflamatoria crónica de la columna; los huesos de la columna y las costillas se fusionan.

**Asimetría** – sin balance o falta de equilibrio o de simetría.

**Asintomático/a** – que no tiene síntomas, que no produce dolor.

**Estiramiento Balístico** – estiramientos intensos que utilizan movimientos de rebote para aumentar el rango de movimiento normal del cuerpo.

**Biomecánico/a** – la aplicación de principios mecánicos a las cosas vivas.

**Centrado/a** – posición articulatoria óptima, perfectamente centrada.

**Crónico/a** – que persiste o dura por mucho tiempo; también que es recurrente de manera regular.

**En riesgo/afectado** – incapaz de funcionar de manera óptima.

**Congénito/a** – anormalidad física o enfermedad presente desde el nacimiento.

**Continuo** – series de elementos casi idénticos que conectan dos valores que se oponen; p. ej., la línea entre cero irritación e irritación intolerable.

**Contractura** – forma permanente o semi permanente de acortamiento de los tejidos blandos.

**Músculos del Torso** – sí, lo sé: cada terapeuta habla de los músculos abdominales y cómo fortalecerlos. Así que piensa en todos los músculos entre el coxis y la caja torácica; algunos expertos consideran incluso a los glúteos como parte de los músculos del torsos.

**Debilitante** – que debilita

**Desgarre** - lesión del tejido muscular con daños en las fibras interiores.

**Desmentir** – demostrar que algo no es cierto.

**Disipar** – eliminar miedos, dudas y/o ideas falsas.

**Dorsiflexión** – sucede en el tobillo cuando los dedos de los pies se acercan hacia la espinilla, es decir, se apuntan hacia la rodilla.

**Disfunción** – anormalidad o falla en el funcionamiento (por lo general para referirse al funcionamiento de un sistema u órgano del cuerpo en específico).

**Evidencia Empírica** – conocimiento adquirido a través de los sentidos, sobre todo mediante la observación y la experimentación.

**Epidémico** – que ocurre de manera general (se usa sobre todo al hablar de enfermedades).

**Extensión** – movimiento por el cual los extremos óseos de las articulaciones se separan entre sí; el ángulo entre los huesos aumenta.

**Fémur** – el hueso más largo de tu pierna; va de la rodilla a la cadera.

**Flexión** – movimiento mediante el cual los extremos óseos de una articulación se acercan entre sí; el ángulo entre los huesos disminuye.

**Glúteo Medio** – uno de tus tres "glúteos"; el glúteo medio está situado en la parte lateral de la cadera, se encuentra a nivel de los tres cuartos interiores de la cresta ilíaca y de la espina ilíaca anterior y superior. Le da soporte a tu pelvis.

**Isquiotibiales** – tres músculos en la parte posterior del muslo; conectan la pelvis a la rodilla, están opuestos a los cuádriceps.

**Jerárquico** – orden en el cual los elementos se acomodan de acuerdo con un rango.

**Abducción de Cadera** – movimiento de la pierna con el cual ésta se aleja de la línea media de tu cuerpo; p.ej.: cuando das un paso hacia un lado, cuando te levantas de la cama, cuando sales de un vehículo.

**Homeostasis** – tendencia del cuerpo a buscar y mantener una condición de balance dentro de su medio ambiente interno, a pesar de los cambios externos.

**Hiperextensión** – extensión de una articulación (o varias) más allá de los límites normales/saludables.

**Hipercifosis** – conocida también como joroba, curvatura excesiva de la parte alta de la columna.

**Hipermovilidad** – condición en la que las articulaciones tienen un rango de movimiento mayor al considerado normal/saludable.

**Hipotético** – algo que se asume o que es basado en teoría.

**Idiopático** – palabra rebuscada para referirse a algo de «causas desconocidas».

**Indeleble** – que no se puede quitar u olvidar.

**Ilion** – los dos huesos a cada lado de la pelvis (piensa en los huesos de la cadera).

**Isquemia** – suministro restringido de flujo sanguíneo.

**Lesión** – un área del tejido que ha sido dañada por una enfermedad o herida.

**Lumbar** – parte baja de la espalda, entre la pelvis y las costillas. Justo donde es más probable que experimentes dolor de espalda baja.

**Linfático** – sistema circulatorio de vasos (similar a vasos sanguíneos) que transportan linfa, un fluido que combate las infecciones, en todo cuerpo.

**Idea Falsa** – punto de vista u opinión incorrecta basado en un pensamiento o entendimiento erróneo.

**Punto Gatillo Miofascial** – un área pequeña y específica particularmente sensible en un músculo o tejido conectivo que al ser presionado produce incomodidad y «sensación referida» (una o más de una amplia variedad de sensaciones como calor/frío, entumecimiento/hormigueo, etc.), en un área distinta al punto gatillo.

**Neurológica** – que tiene que ver con el sistema nervioso.

**Neuromuscular** – que tiene que ver con nervios y músculos.

**Optimizar** – hacer algo de la manera más efectiva, perfecta o útil como sea posible.

**Prótesis (Ortésico)** – cualquier dispositivo que se pueda usar para apoyar o sostener estructuras óseas del cuerpo. La mayoría de las veces tienen que ver con los dientes o los pies.

**Ciclo Dolor-Tensión** – una cadena de eventos que crea un estado de incomodidad. Por ejemplo, el dolor causa tensión muscular, esto reduce la circulación, esto a su vez reduce la salud de los tejidos, con ello se reduce el rango de movimiento y/o se crea incomodidad, etc.

**Fisiológicamente** – que tiene que ver con las funciones normales de los seres vivos.

**Fascitis Plantar** – condición dolorosa que comúnmente ocurre a primera hora de la mañana, al levantarse de la cama. en la que dolor en los pies que por lo general ocurre al inicio del día, al levantarse de la cama; el tejido que conecta el talón con los dedos del pie en la planta del pie se inflama. Por lo general los corredores lo padecen, así como la gente que carga con mucho peso o que utiliza los zapatos inapropiados.

**Progresión** – desarrollo hacia un destino o hacia un estado más avanzado, específicamente involucra una evolución gradual mediante una serie de eventos o etapas.

**Decúbito Prono** – acostado boca abajo, sobre el abdomen.

**Protocolo** – una serie de reglas que explican el plan correcto y los procedimientos a seguir dentro de un sistema en particular.

**Cuádriceps** – son los músculos que están al frente de tus muslos, se conectan a la rodilla y te ayudan a caminar, correr, brincar y ponerte en cuclillas. Están opuestos a los músculos isquiotibiales o también llamados tendones de la corva.

**Rango de Movimiento** – la capacidad de movimiento de una articulación determinada en una dirección específica. La anatomía de la articulación dicta los límites normales de su rango de movimiento.

**Inhibición Recíproca** – una característica de nuestro sistema nervioso en la que los músculos de un lado de una articulación se relajan para adaptarse a la contracción muscular de los músculos del otro lado. Por ejemplo, cuando enderezas la rodilla mediante la contracción de los músculos cuádriceps, los músculos responsables de la flexión de la rodilla (tus isquiotibiales) se relajan/inhiben de manera simultánea para que el movimiento de la articulación sea eficiente y seguro.

**Tendón de Aquiles** – también conocido como el cordón del talón, es un tendón en la parte posterior de la pierna que une la pantorrilla con el hueso del talón.

**Sacro** – el hueso triangular o en forma de cuña ubicado en la misma base de tu columna vertebral. Este hueso pélvico está situado entre los huesos iliacos, apoya y da soporte la parte superior del cuerpo y la conecta con la parte inferior del mismo.

**Ciática** – se refiere a los síntomas (dolor, entumecimiento, hormigueo, debilidad) que van ya sea desde la espalda baja o del glúteo hasta la parte posterior de la pierna.

**Escoliosis** – curvatura lateral en la columna.

**Supino/a** – acostado boca arriba, sobre la espalda.

**Hiperlordosis Lumbar** – postura en la que la espalda baja tiene una curvatura excesivamente pronunciada.

**Modelo Teórico** – una teoría diseñada para explicar toda una situación o comportamiento.

**Intervenciones terapéuticas** – las acciones que se llevan a cabo para mejorar la salud y bienestar de una persona.

**Vulnerabilidad** – estar desprotegido, expuesto a ser lastimado.

# Agradecimientos

Mi primera experiencia de cambio de paradigma como terapeuta manual, ocurrió cuando conocí y estudié bajo la tutela de Paul St. John. Su estilo particular de terapia neuromuscular integraba evaluación, manipulaciones manuales y ejercicios correctivos. Estos conceptos pueden sonar muy comunes hoy en día, pero él fué un pionero en los 90s. Él me inculcó la importancia de la alineación pélvica y del reconocimiento de los patrones de posturales. Es un terapeuta maravilloso y siempre estaré agradecido por su rol en mi desarrollo profesional.

Geoff Gluckman es un genio de los ejercicios correctivos. Antes de estudiar con Geoff, yo solo utilizaba el ejercicio como un medio para fortalecer y estabilizar las mejoras en la alineación y la función, las cuales conseguía mediante manipulaciones manuales; Geoff demostró cómo utilizar ejercicios para para provocar mejoras en alineación y función. Esa sería mi segunda experiencia de cambio de paradigma. Me dió una perspectiva que me puso en el camino de la creación y evolución del Protocolo de la Alineación Primero (*The Alignment First Protocol©),* con el cual he podido ayudar a decenas de miles de pacientes internacionalmente. Thomas Edison alguna vez dijo: «Empiezo donde lo dejó el ultimo hombre». En mi mundo, Geoff Gluckman era ese «último hombre» y le estoy agradecido de por vida.

A mediados de los 90s, el Dr. Gordon Hasick me enseñó cómo la vértebra C1 es el hueso más importante posicionalmente, del cuerpo humano. Sin embargo, no fue sino hasta que trabajé de forma más cercana con él, en el 2011, que descubrí el espectro increíble de formas en los que se manifiesta sintomáticamente la desalineación de la C1. Aprendí a no asumir nada sobre la C1 y con el paso de los años he podido trabajar con muchos quiroprácticos de las cervicales superiores, incluido el Dr. Jeffrey Scholten, renombrado quiropráctico NUCCA. Hoy en día sigo aprendiendo de ellos de manera regular.

En Chicago, el Dr. Evan Osar me inició en las realidades biomecánicas, más allá de la alineación local/global, que me han hecho desde entonces un profesional clínico más completo y me prepararon para escribir este libro.

En el 2015 me refirieron a una paciente con una condición compleja, ella estaba yendo con algunos otros profesionales de la salud con los que yo ya había colaborado, y uno al que todavía no conocía. Esta paciente tenía uno de los problemas de alineación pélvica más difíciles de los que me había tocado atender. Al final de su primera sesión le dije que, dadas sus circunstancias, iba a despertar al siguiente día sintiéndose de maravilla, o como si le hubiera pasado un tren por encima. A la mañana siguiente se reportó diciendo que se sentía "de maravilla". Una hora después, el Dr. Curtis Westersund, su dentista neuromuscular, se puso en contacto conmigo. El Dr. Westersund se ha convertido en partidario y seguidor de mi trabajo e incluso en un mentor. Cuando no está de viajando, educando a los dentistas de otros países, está ocupado salvando al mundo, una mordida a la vez.

Por último, Kenneth Gerald Dakin estableció estándares bastantes altos en lo que se refiere al compromiso con la familia, la ética laboral y la integridad. Él sigue siendo mi referente número uno. No hay un día que pase sin que extrañe su presencia.

# ¿Quieres más?

Consulta mi página www.alignmentfirst.ca y suscríbete a mi lista de correo electrónico, es la mejor manera para estar al día con cursos, blogs de interés y próximos libros.

Si disfrutaste este libro y te pareció de ayuda, no dudes en pasar a saludarnos a la clínica, la página web o en Facebook. Puedes también dejar una opinión sincera en amazon.com; le puede servir a alguien a encontrar la ayuda que necesita.

«Que *vivas todos los días de tu vida*.»
**–JONATHAN SWIFT**

GEOFF DAKIN se graduó en 1987 de la Universidad de British Columbia con grado en Educación Física. Luego, en 1989 obtuvo un diploma del West Coast College of Massage Therapy in Vancouver.

A inicios de su carrera, Geoff detectó que la mayoría de las personas que tienen dolor articulatorio y muscular también tienen desbalances en sus músculos, su postura y sus movimientos. Evaluar y eliminar estos problemas se ha convertido en el corazón y alma de su carrera, que se especializa en tratamientos basados en los principios de su Protocolo de la Alineación Primero (*The Alignment First Protocol©*).

Geoff fue presidente de la Asociación de Terapeutas Manuales de British Columbia (MTA of BC, por sus siglas en inglés) y pasó un año (de 1991 a 1992) con el equipo Canucks de Vancouver en la Liga Nacional de Hockey (NHL, por sus siglas en inglés), siendo uno de los primeros terapeutas de masaje en la NHL que viajaba con su equipo.

Como un firme defensor del modelo de atención colaborativo, Geoff ha estado trabajando de cerca con otros especialistas de la salud desde 1989 para maximizar el éxito en los pacientes. Su sede es Calgary, Alberta, en Canadá, donde tiene su consultorio privado. Geoff también enseña a terapeutas de masaje a cómo usar su protocolo para aliviar el dolor de espalda baja y ayudar a que sus pacientes recuperen su estilo de vida activo y saludable.

Cuando no está ayudando a sus pacientes a conservar su independencia y movilidad o asegurándose de que puedan vivir libres de cirugías o de pastillas para el dolor, a Geoff lo podemos encontrar con su esposa e hijo, Claudia y Jack. Mientras, su hija Vanessa le hace frente al mundo en la Universidad de Victoria, llenándolo así de orgullo.

Puedes ponerte en contacto con Geoff a través de Facebook, de su sitio web alignmentfirst.ca y de su correo electrónico:

geoff@alignmentfirst.ca.

www.ingramcontent.com/pod-product-compliance
Lightning Source LLC
Chambersburg PA
CBHW052124270326
41930CB00012B/2747